Regine Ottobrini

Nouvelles Frontières du Travail sur Soi

Regine Ottobrini

Nouvelles Frontières du Travail sur Soi

Éditions Vie

Cover image: www.ingimage.com

Publisher:
Éditions Vie
is a trademark of
International Book Market Service Ltd., member of OmniScriptum Publishing Group
17 Meldrum Street, Beau Bassin 71504, Mauritius

Printed at: see last page
ISBN: 978-620-2-49596-7

Nouvelles Frontières du Travail sur Soi

Une journée pour lever le voile

Régine Ottobrini

Sommaire

REMERCIEMENTS

Le développement de la Thérapie des clés© a été une aventure singulière.

J'ai pu traverser sans faiblir, les vingt années d'élaboration de cette nouvelle pratique et des différents traitements complémentaires qui lui font suite, grâce aux échanges riches et passionnés avec mes « conseillères », très motivées à me soutenir pour que je puisse tenir fermement le cap malgré la difficulté de mon propre parcours thérapeutique :

Mariette Corbière, Maryse Guiraud et Eliane Armandès ont pris résolument la tête de ce « comité scientifique » informel.

Gratitude et reconnaissance à tous mes nombreux suiveurs et suiveuses.

Ma fille Jeanne a accepté de se prêter de bon cœur à mes « expériences » souvent insolites. Elle m'a permis d'observer avec bonheur et en direct, les effets remarquables du traitement de la Thérapie.

Toutes les personnes, hommes et femmes courageux, qui se sont engagées dans ce travail sur soi-même avec enthousiasme, parfois sans aucune garantie de réussite quand la découverte complète de la Thérapie était encore loin d'être achevée, ni acquise la compréhension réaliste de sa théorie.

Je remercie sincèrement l'association Mots Passants en la personne de son Président Jean Gelbseiden, qui a grandement participé à éclaircir mes concepts et à corriger mes imprécisions dans la rédaction du manuscrit.

Je n'oublierai pas d'adresser une pensée de reconnaissance à mon premier webmaster, Christophe Pasquier.

Site internet : www.vivalame-34.fr

AVANT-PROPOS

Aujourd'hui, la science reconnait que les phénomènes ondulatoires constituent la base fondamentale de l'univers et de tout ce qu'il contient sur toute l'échelle de manifestation. Or le « vide » représente à peu près 90% de la matière. Il est la première caractéristique de toute son organisation et donc de tout organisme y compris nous-mêmes, et c'est la force électromagnétique qui en régit les capacités d'agrégation, de cohésion et de complémentarité.

Il est donc logique de considérer que les influences qui organisent l'aspect vibratoire des processus vitaux agissent aussi bien de manière négative que positive et qu'un bon équilibre corpusculaire est la garantie infaillible d'un bon équilibre physiologique autant que psychologique, mais aussi leur meilleure protection.

La Thérapie des Clés© présentée ici est une forme de méta thérapie dont les objectifs ne sont pas qu'un travail sur soi mais aussi un travail de soi, c'est-à-dire de cette qualité vibratoire dont nous sommes porteurs. C'est par le recours massif aux élixirs de Fleurs de Bach, utilisés comme leviers de renforcement des fréquences vibratoires individuelles, que son action permet la régénération salutaire des faiblesses et dysfonctionnements qui parasitent, parfois lourdement, les structures énergétiques fondamentales qui nous soutiennent dans tous les aspects de notre réalité.

***

LA THERAPIE DES CLES©

Pour un nouvel art de vivre

Introduction

L'objectif de ce document est de proposer une chose encore inconnue dont personne ne soupçonne qu'il en a fondamentalement besoin.

Avec ou malgré nous, les choses changent. Dans tous les domaines, les techniques d'ingénierie évoluent rapidement. La médecine en particulier, est largement bénéficiaire de ces nouvelles 'machines' qui ouvrent des perspectives enthousiasmantes de transformations radicales pour des lendemains qui chantent.

Cependant, que se passe-t-il vraiment au cœur sensible de notre communauté planétaire d'âmes où l'être humain, malgré la technologie moderne, est resté un être attaché aux comportements basiques les plus fondamentaux comme la nourriture ou la reproduction ?

Remises en question

Ceux que cela interroge commencent à réaliser l'urgence de pouvoir se défaire des automatismes d'un fonctionnement mental de type action/réaction principalement dirigé par des pulsions. Cette attitude, indépendante de la volonté de chacun puisque inscrite dans sa nature, nécessite d'abord de prendre de la distance pour en permettre la prise de conscience. C'est en renouvelant notre propre fonctionnement que nous pourrons modifier notre rapport au monde et à l'autre en renonçant à assouvir ce besoin compulsif de suprématie qui bloque la progression dynamique de tout échange. Ces nouvelles manières sont d'autant plus impérieuses devant les bouleversements inexorables annoncés technologiques, énergétiques, environnementaux ou encore climatiques, idéologiques ou spirituels.

Il devient crucial de procéder à des choix : faut-il rester dans son confort de la routine du quotidien, ou s'armer de courage et prendre la décision de se remettre en cause ? On ne pourra jamais prétendre à un salutaire changement collectif sans changements individuels. Si nous ne décidons pas de donner la prépondérance à notre capacité de collaboration en regard de notre besoin de compétition, il semble que l'Humanité soit condamnée.

Pour ma part, avec une lancinante opiniâtreté, je m'interroge depuis toujours sur cette intrigante évidence : pourquoi avons-nous tous cette même tendance qui nous met en permanente concurrence les uns avec les autres ? Le bon moyen de transformer la concurrence en collaboration, ce serait déjà de reconnaître à l'autre une aptitude que l'on n'a pas.

Partout c'est pareil, tous assaillis de questions difficiles dont les réponses nous semblent inaccessibles. Où les trouver ? Ne sommes-nous pas prêts à comprendre que l'espérance du mieux-être qui nous taraude n'est en fait que l'expression d'un manque ? La situation étant ce qu'elle est, le moment est peut-être venu de faire évoluer nos habitudes individuelles et nos méthodes collectives.

Conditionnés à penser de façon linéaire

Un raisonnement efficace et bien argumenté devrait utiliser toutes les sources d'informations, à la fois *objectives* (cartésiennes) et *subjectives* (intuitives). C'est ainsi que peut se développer l'*imagination raisonnante,* qui est la clé, le premier instrument d'une investigation perspicace. Elle permet de tout envisager, de tout interpréter à la seule mesure de sa propre virtuosité.

Voilà une affirmation franchement dissidente pour la pensée normative de notre monde profane matérialiste qui prétend se désintéresser de l'imagination créatrice « réservée aux artistes », en oubliant de reconnaître tout ce qu'on doit à une bonne capacité de coordonner raisonnement et imagination.

- L'*outil*, qui a différencié notre espèce du règne animal, sans cela aurait-il été seulement possible ?

Il faudra bien en convenir

L'humanité respirerait mieux si elle était prête à accepter des interprétations de la réalité complémentaires à la pensée qui prévaut aujourd'hui. En réunissant le monde scientifique matériel de la preuve et le monde spirituel invisible du vécu et du ressenti, il deviendrait pensable d'admettre que rien, jamais n'est joué :

> « Le phénomène de dissidence correspond au fait qu'un jour, et d'une façon imprévisible, des personnes du système décident de ne plus jouer le jeu, en acceptant d'en supporter personnellement les conséquences. Ce qui signifie qu'ils ne croient plus aux idéologies dans lesquelles ils vivent et qu'ils n'ont en outre plus peur de vouloir les changer[1]. »

Renoncer à l'orthodoxie consensuelle, c'est toujours prendre un risque car il faut sortir du rang. Un jour, Wilhelm Reich[2] à son tour est entré en dissidence. Ce brillant élève de Freud, considéré comme le plus doué, a finalement remis en question plusieurs aspects de la doctrine pour explorer par lui-même de nouvelles pistes de libération.

Il a pu ainsi soutenir qu'en substance, tout homme possède une personnalité grâce à laquelle il interagit avec le monde. Cette personnalité est constituée de « programmes » qui représentent différents aspects de lui-même souvent contradictoires et qui, avec d'autres facteurs forment le « caractère ». Or, le caractère étant préféré à l'essence nous perdons, à partir de sa construction, la sensation de notre moi véritable.

Ces déclarations extrémistes voire prémonitoires sont particulièrement pertinentes pour introduire la Thérapie des Clés© présentée ici, car c'est exactement de cela qu'il s'agit. Nous pourrons amplement le constater bientôt. En fait, cette « thérapie » dont il va être question, déroutante au premier abord, n'est pas une autre manière de se soigner ni de se faire du bien.

---

[1] Michel Geoffroy « Les dissidents du XXIème siècle » www.Polémia.com (2013)

[2] Wilhelm Reich (1897-1957). Consulter l'ouvrage de Constantin Sinelnikoff intitulé « *L'œuvre de Wilhelm Reich* » aux éditions Les nuits rouges (2002)

- Sa proposition revendique un objectif plus ambitieux, celui de changer la vie en rendant l'être qui s'y engage clair à lui-même.

C'est ainsi qu'elle utilise de nombreux chemins en intégrant à la fois des voies verticales, horizontales ou transversales qui prennent en compte des éléments non visibles. Ce sont ces *variables cachées* qui permettent de révéler d'autres dimensions du psychisme jusqu'alors insoupçonnées. Pour y parvenir, elle s'appuie sur la science ésotérique transmise par les anciens, tant chrétienne ou bouddhique, qu'hermétique ou gnostique, mais aussi sur les récentes découvertes en psychologie, psychiatrie ou neurologie car tout peut faire sens en s'intégrant dans une vision globalisante qui incorpore, combine, unifie.

En quoi la Thérapie des Clés© est-elle dissidente ?

Extension d'objectif

Elle prend le contrepied de la tendance thérapeutique appuyée sur l'analyse unidirectionnelle et le constat d'une situation circonscrite. L'être humain ne réagit pas uniquement à des stimuli psychologiques, mais aussi à son environnement existentiel au sens large, soupçonné avoir provoqué des modifications comportementales. D'où l'intérêt de la prise en compte de multiples paramètres jusque-là ignorés.

C'est ainsi qu'il faut parler de « codages » et de « programmes », ce qui suppose une nature vibratoire du psychisme, donc appuyée sur un modèle ondulatoire, corpusculaire et opportuniste étrangement proche de celui de la matière. Par son procédé révolutionnaire, elle s'affirme comme une prise en charge globale de réparation et de guérison.

Modifications dans la pratique des Fleurs de Bach

Médecin anglais né en 1886, le Dr Edward Bach avait pour objectif de traiter des personnes malades pour les aider à recouvrer la santé. De nos jours, les Fleurs de Bach sont surtout utilisées pour surmonter des difficultés émotionnelles, des conflits intérieurs ou soutenir un travail sur soi. Décédé à l'âge de 50 ans en 1936, il n'a eu l'ensemble des trente-huit élixirs à sa disposition que sur une durée d'à peine plus d'un an.

Resté singulièrement discret sur leur utilisation, son seul livre testament[3] « La guérison par les Fleurs » est extrêmement bref voire laconique quant à l'usage que l'on peut en faire. Il nous demande simplement d'écouter nos symptômes et de les résoudre par la fleur la mieux adaptée à nous soulager.

Son conseil est de boire quelques verres d'eau additionnée des gouttes sélectionnées de ses remèdes, et de faire une cure longue sur quelques mois pour les problèmes profonds. Rien de plus simple.

Mais cela marche un peu, beaucoup, puis plus du tout.

Après quelques appréciables réussites, on se heurte bientôt à un mur pour revenir à la case départ. C'est la résistance de l'homéostasie, ou l'entêtement de l'*ego*, ou l'opposition du système immunitaire, ou le contrepoids de l'hérédité, ou la réaction de l'ennemi intérieur, ou l'instabilité pathologique du microbiote, ou tout simplement l'inéluctable pesanteur de la force d'inertie.

Et les liens un instant relâchés, se resserrent.

En vérité, cette méthode n'est qu'une utilisation possible des élixirs, qui ne procurent ainsi que le centième de leur potentiel curatif. Rien de vraiment transcendant, même si on peut y trouver un soulagement réel. Il faudra bien l'admettre, cet usage des élixirs ne rend pas hommage à la remarquable puissance des Fleurs des Bach.

Très insatisfaite par ce constat, je suis à mon tour entrée en dissidence contre la manière de procéder imposée.

Changement des procédures d'usage

Pour mieux comprendre la nature du problème, il est nécessaire de préciser ici que le Dr Bach a pris la peine de bloquer définitivement sa méthode, au sens où il a récusé d'avance toute autre pratique que celle qu'il a lui-même prescrite. En s'enfermant dans ses certitudes, il a donc refusé le dialogue.

Or, comment pouvait-il, dans la situation qui était la sienne, faire une telle déclaration ? Pourquoi a-t-il décidé comme une fin de non-recevoir, qu'aucune autre méthode n'était acceptable ni recevable pour ses élixirs ? C'est ainsi qu'on peut lire à la page 86 de son ouvrage déjà cité :

---

[3] Dr Edward Bach « *La guérison par les fleurs* » Premières parutions en 1931 et 1933 aux éditions The C.W. Daniel Compagny Limited. Editions Le Courrier du Livre (1972 et 1985)

« Comme les plantes guérissent nos craintes, nos anxiétés, nos soucis, nos défauts … Il y a peu de choses à ajouter, car tout ceci sera clair pour un esprit compréhensif. Puissent-ils être assez nombreux ceux qui ayant cet esprit compréhensif, non entravés par les tendances scientifiques, emploieront ces Dons de Dieu pour le soulagement et le plus grand bien de leur entourage ».

Or le temps qui passe permet toujours l'acquisition de nouvelles connaissances. En déclarant sa méthode fermée, intouchable et inamovible, le Dr Bach s'est de lui-même placé dans une position fausse.

Qui peut déclarer qu'une théorie est achevée ? La pratique des Fleurs de Bach est aujourd'hui tombée dans le domaine public, nous pouvons donc l'ouvrir dans le sens le plus généreux, et il est grandiose.

Comment fonctionne ce nouveau système proposé ici ?

Plutôt que de procéder à une manœuvre d'encerclement, nous chercherons au contraire à nous introduire dans l'imposante forteresse du psychisme, à la manière judicieusement opportuniste d'un Cheval de Troie.

Gratitude et Reconnaissance

Il nous faut certes rendre hommage à Edward Bach pour son immense invention, car la puissance curative des quintessences florales qu'il a créées est stupéfiante. Sa détermination inflexible appuyée sur un caractère hors normes, lui ont permis de ne jamais dévier de sa ligne de recherche malgré des confrontations sérieuses avec l'ordre des médecins, peu enclin à accepter cette méthode de soins trop innovante et qui avait plusieurs fois menacé de le radier.

En effet « *…son travail a été entièrement fondé sur la connaissance acquise intuitivement ; or le monde comprend et encourage peu ce type de connaissance, exigeant des causes, des preuves scientifiques, avant d'être prêt à croire*[4] », rapporte sa collaboratrice Nora Weeks.

Comme si elle avait pris le relais naturel de ce travail, la Thérapie des Clés© n'a pas été découverte autrement.

Il reste à démontrer que la série complète des trente-huit élixirs du Dr Bach est en parfaite résonance avec trente-huit formes archétypales qui

[4] Nora Weeks « *Les découvertes médicales d'Edward Bach, médecin* » pp.129-130, Editions L'Or du Temps (1993)

soutiennent les fondements de la conscience psychologique. C'est cela son incroyable génie, cette fine compréhension du psychisme humain, car l'ensemble des élixirs en recouvrent la quasi-totalité du spectre vibratoire et associés entre eux par différentes procédures, ils se suffisent à eux-mêmes.

Au-delà du risque

Pour toutes ces raisons et plus encore, la situation est délicate et nous avançons en terrain miné car la Thérapie des Clés© n'est pas consensuelle. En proposant de changer radicalement les conventions, elle risque grandement de se retrouver exclue par la censure. Mais de même que pour la rotondité de la Terre, les vérités sont têtues et finissent par s'imposer.

1ère partie - Matin

INVENTAIRE

Chapitre I

Etat des Lieux

I – MISE EN PERSPECTIVE

D'une manière très majoritaire, la croissance physique et la maturation psychique de tous les êtres humains les obligent à se confronter à un paradoxe :

a) Par leur nature fondamentale, ils doivent surmonter constamment les problématiques liées à leur constitution organique et biologique. <u>C'est une nécessité vitale</u>.
b) A cause de leurs besoins essentiels, ils sont amenés à concevoir l'avenir et à se projeter dans une vision réaliste de leur vie. <u>C'est une nécessité existentielle.</u>

La difficulté qui émerge de ce paradoxe vient du fait que le corps lui-même se construit naturellement, alors que la structuration de l'esprit est intimement dépendante de l'environnement sociologique : éducation, croyances, principes, coutumes, interdictions, tabous…

- On constate ainsi que chaque être humain se situe au cœur d'une différence de nature entre les deux éléments qui le constituent : évolution biologique et évolution psychologique.

D'autre part, contrairement au principe d'une vision centralisée uniquement dans le cerveau, la théorie de la Thérapie des Clés© considère que le psychisme a plusieurs sites de répartitions dans le corps humain. Si cette forme complexe du psychisme se construit d'abord naturellement, pour être efficientes sa croissance et son organisation devront être éduquées.

Dans la nature, il suffit pour la plante de trouver un milieu favorable pour se développer harmonieusement. La transmission des spores est hasardeuse et incertaine, mais ceux qui trouvent les conditions géologiques et le terrain adéquats ont la possibilité de s'implanter et de proliférer.

On découvre tout de suite que dans ce processus naturel, la plante n'a nul besoin d'intervention extérieure pour être ce qu'elle est. Elle s'adapte automatiquement aux conditions favorables qui lui sont cependant imposées. La plante « cultivée » elle, créée artificiellement au profit des humains pour leur nourriture ou leur agrément, sort du schéma naturel.

Ces mêmes humains ne peuvent vivre en dehors de la société, la première nécessité de la survie étant l'accouplement, et seul un groupe assez nombreux permet de poursuivre la génération. On voit toute de suite qu'il y a à l'origine une similitude et une complémentarité entre la dynamique de la nature, qui est inconditionnelle, opportuniste et aléatoire, et la dynamique augmentée de la socialisation qui nécessite une organisation codifiée.

La « culture » est ici obligatoire, qui met en place différents rites et modèles qui s'intègreront automatiquement dans le comportement individuel pour créer et maintenir la cohésion et la cohérence sociales.

II – NATURE ET CULTURE

La progression biologique commune se fait par une mise à jour permanente qui permet l'amélioration automatique des caractéristiques vitales. La conscience humaine individuelle, qui s'alimente à la fois de constantes biologiques incontournables et d'acquisitions fondées sur une volonté consciente (apprentissage et éducation) n'en est qu'une réalité actualisée.

Comment fonctionne cette interaction entre l'être conscient de lui-même et le fonctionnement inconscient de l'être biologique ?

Il est probable et même certain, que la coordination entre ces deux processus de croissance risque de provoquer le trouble et engendrer des erreurs. On peut ici se rappeler l'exemple des sociétés les plus primitives qui ont su conserver un contact étroit avec la nature, où les affections psychiques sont beaucoup moins courantes que dans nos sociétés contemporaines. Par contre, la rupture avec le milieu naturel, comme conséquence d'une obéissance à des principes économiques, sociaux ou politiques entraîne très rapidement différentes déviations, comme les addictions de toutes sortes.

Quant à la plante déracinée, elle se dévitalise et crève. On peut toujours penser que l'adjonction d'engrais serait bénéfique, mais cela ne pourra jamais remplacer la terre d'origine. De même, la mise en place de nombreuses et multiples thérapies s'est imposée, sans avoir d'autre résultat perceptible que de contrebalancer le processus sous-jacent de « déracinement ».

- Seule la remise en état des *racines* de l'individu, situées sous le niveau visible donc non conceptualisé, peut permettre la régénération et la récupération de l'état le plus proche possible de l'être originel.

Par exemple, en proposant la « prothèse » et en oubliant « l'orthèse » la psychiatrie en général s'est orientée principalement sur la remise en forme des fonctionnalités sociales alors que le problème est peut-être ailleurs.

L'être humain se montre peu disposé à se remettre individuellement en question dans sa projection existentielle. Ainsi, seulement le désir que fait naître en lui la structure sociale semble devoir lui permettre de se réaliser et de trouver son équilibre intérieur. Ce désir apparent, celui qui le mène, c'est d'être reconnu dans la société et d'y être intégré, ce qui exige donc de sa part un « comportement adéquat » selon les critères requis.

La conséquence, c'est que l'incapacité dans laquelle il se trouve de se voir tel qu'en lui-même, lui évite de faire la distinction entre l'être social qu'il doit être, et l'être individuel qu'il souhaiterait être. Tant qu'il n'y a pas de problème, il ne peut donc pas y avoir d'aspiration au changement.

Par contre, le jour où se produit une fracture entre l'univers personnel et l'univers social, apparaissent le burn out, l'accident ou la maladie qui semblent émerger de nulle part.

On pourrait alors sincèrement envisager de s'investir dans une cure thérapeutique classique mais le problème épineux de l'analyse cognitive, c'est sa tendance à installer « un sas de travail sur soi » qui protège et éloigne de la réalité vécue en prétendant la démasquer et se referme dès qu'on est à nouveau confronté à ses propres difficultés.

Pour être complète, la pratique d'une psychothérapie devrait traiter les *racines du mal* en incluant les aspects cognitifs qui sont les *éléments clés*, mais pour en dépasser les limites réductrices et se confronter à l'épineux problème des *serrures bloquantes*. C'est ce qui permet la mise en forme réactualisée de l'être individuel.

Seule une thérapie de type « sésame » sera capable d'ouvrir les portes fermées à double tour, l'une après l'autre. Chaque porte ouverte propose la révélation d'une réalité inattendue et tellement plus grande, qui permettra à son tour d'aboutir à une vision de soi-même et donc du réel englobant tous les sens initialement limités.

III – ACCORDS ET DISSONANCES

Entreprendre une *thérapie du Réel* doit permettre de se confronter à ces trois formes de comportements contradictoires qui peuvent conduire au mal être : autisme ≠ sociabilité / apparences ≠ réel / création ≠ exécution

- Par la capacité à créer des liens qui semblent fortuits parmi tous ces éléments, elle a pour but d'installer une nouvelle communion entre soi et la vibration universelle dans laquelle nous sommes immergés.
- Par le dépassement du monde de l'hyper rationnel, elle nous amène à retrouver l'accès au monde de l'imaginaire, source de création par la réciprocité.
- En redevenant créateur – potier ou écrivain – on accroît sa propre identité.

Or cela demande d'autant plus d'efforts donc de motivation, que dans notre société qui ne reconnaît que *l'être productif*, il semble préférable pour une personnalité de se montrer sous une seule étiquette, ce qui l'oblige à se concentrer sur une seule occupation pour justifier son salaire social. Cela est encore largement accentué avec la « mise à la retraite » qui n'est trop souvent qu'une « mise au rebut » à peine dissimulée. Ces hommes et ces femmes, en sortant de leur activé habituelle reconnue, ne seraient-ils donc plus que de simples « encombrants » ?

La société s'ingénie à construire une frontière entre « vie active » et « vie à la retraite », celle-ci étant considérée par ladite société comme une cessation d'activité ; ce qui est contradictoire avec la conduite d'une vie fondée sur la capacité créative permanente de l'être humain.

Pourtant, si la *première partie de l'existence* est orientée sur la reconnaissance familiale et l'insertion dans le monde professionnel, il pourrait sembler intéressant d'en orienter systématiquement la *deuxième partie* vers une réalisation de soi par le travail créateur appuyé sur ses propres aspirations, quelles qu'elles puissent être.

En effet, il n'est pas forcément à la portée de tous de faire cette reconversion au cours de la vie dite « active » car l'orientation ultra directive des premières années de l'existence détourne la plupart du temps de la connaissance de ses propres aspirations et même de ses vraies capacités.

➢ C'est là que le travail sur soi bien accepté intervient, pour aider à développer ses potentiels endormis car jamais éveillés.

IV – PROBLEME OU SOLUTION

S'impose donc pour la plupart d'entre nous, la nécessité fondamentale de se remettre en question en recherchant l'aide et le soutien adaptés à ses ambitions. C'est une absolue évidence si on ne veut pas mourir idiot faute de l'avoir compris.

En effet, sans être affectés d'un trouble de la personnalité invalidant, nous sommes régulièrement confrontés à toute une panoplie de désordres en apparence mineurs, des névroses discrètes ou plus sévères, qui sont les résultantes d'une défaillance partielle du système de défense en réponse au malaise existentiel, conscient ou non. Ceci est quasiment inévitable dans une société qui s'obstine à n'autoriser qu'une facette de chaque personnalité.

➢ C'est là une concession énorme au monde extérieur et un véritable sacrifice de soi-même sur l'autel de l'uniformisation imposée.

Pour se libérer de la pression anxiogène générée, finalement convaincu qu'on n'est plus à la bonne place, celle qui nous revient de plein droit, on décide d'agir. On se tourne alors vers les offres de soins thérapeutiques en leur demandant de prendre en charge *le problème* pour y apporter *la solution*.

La difficulté, très complexe, sera de comprendre ses besoins authentiques pour entreprendre le travail libérateur qui permettra la régénération de tous ses potentiels jusque-là brimés, négligés ou même inconnus.

C'est à cette condition qu'on est prêt à faire les bons choix pour soi-même. Car nous avons perdu, à partir de la construction du caractère, la sensation de notre *moi véritable* et le ressentir sera paradoxalement associé à un terrible sentiment de peur, d'impuissance et d'isolement, que Wilhelm Reich nommait "anxiété orgastique"[5]. Or ce sont justement ces sentiments, que nous éprouvions lorsque nous étions jeunes, qui nous ont conduits à former ce caractère pour y suppléer !

Le caractère de tout individu est formé d'éléments extérieurs, comme ses goûts subjectifs, ses sentiments d'appartenance, son idée de lui-même, tout ce à quoi il s'identifie improprement ; c'est pourquoi, chercher à supprimer son identification à son caractère génère des émotions négatives fortes. Comprendre cette nécessité permettra de mieux en accepter les enjeux.

Finalement, il faut bien faire ce constat :

« Nous souhaitons tous la même chose : être heureux et en paix, libre de la peur et de l'angoisse, être aimé et aimer, voir le sens de sa vie. Il y a diverses recettes pour atteindre ce but. A en juger par l'état du monde, peu d'entre elles fonctionnent[6]*. »*

***

[5] Wilhelm Reich « *L'Ether, Dieu et le Diable* » Editions Payot et Rivages (1980)

[6] Douglas Harding « Etre ET ne pas Etre » Editions Almora (2008)

Chapitre II
Bilan des compétences

La Thérapie des Clés© qui fait l'objet de ce document est un nouveau style de travail sur soi. Restée inconnue car encore à ce jour confidentielle, son intérêt majeur réside dans ses perspectives de réussite qui sont particulièrement ambitieuses.

Son objectif n'est pas thérapeutique au sens strict du terme, mais « holistique » c'est-à-dire globalisant, et il n'est pas absolument nécessaire de ressentir un mal de vivre spécifique pour l'entreprendre. Au contraire. Quand tout semble aller bien, qu'on est plutôt satisfait de son bilan personnel, qu'on n'est pas spécialement dérangé par un aspect ou l'autre de son existence, qu'on est en bonne santé et qu'on assume ses responsabilités, il peut sembler paradoxal de choisir justement ce moment de bien-être pour se remettre en question et aller résolument à la découverte de ses potentialités cachées qui sans cela resteraient à jamais inexplorées.

A l'opposé de cette situation apparemment satisfaisante, il peut sembler souhaitable de tout remettre en question, à commencer par sa propre personnalité. On ressent un manque ou une faille, on n'est pas en bonne santé, on a une tendance dépressive. Vite fatigué, on ressent de l'anxiété voire de l'angoisse, on a peur de l'avenir et on est souvent inquiet pour soi-même ou ses proches.

Or la peur est à la fois l'arme la plus destructrice de notre souveraineté : quand on est dans la peur, tout dans le système hormonal est perturbé et c'est l'ensemble du corps qui se dérègle à la longue ; mais aussi la plus protectrice, car sans elle nous ne serions pas avertis du danger. C'est donc un concept que l'on doit correctement intégrer.

Autre cas notoire d'insatisfaction, on n'arrive pas à réaliser ses objectifs malgré des efforts soutenus et on n'est pas reconnu à sa juste valeur. On ne sait pas s'affirmer ou se défendre. On voit le temps qui passe et n'apporte aucune solution car laissé à lui-même, le temps en général n'y fait rien. Les changements véritables et durables sont toujours lents à s'installer et nécessitent un travail en profondeur. Parfois, on est coincé dans une situation qui semble sans issue ou bien on subit de fortes pressions de son entourage. Assailli de responsabilités, on ne trouve nulle part l'aide nécessaire pour s'en sortir.

Il y a périodiquement de bonnes raisons de se remettre en question. C'est justement ce qui singularise l'être humain confronté à sa recherche sincère de vérité.

Tout cela et plus encore relève du domaine de la Thérapie des Clés©. Elle s'inscrit dans une *vision systémique* qui est la compréhension de « l'effet miroir » où rien de ce qui se passe en nous et autour de nous n'est le fait du hasard.

Pourquoi ce système fonctionne

La seule destruction du malaise physique ou psychique n'a pas pour résultat d'apporter le bien-être mais de procurer du mieux-être. Un système thérapeutique dont l'objectif serait de permettre la pleine santé devra certes s'attaquer aux symptômes mais c'est très loin d'être suffisant pour installer la pleine jouissance de tous les potentiels à bien vivre. Car on sait maintenant avec certitude, que c'est nous-mêmes qui attirons tout ce qui arrive dans notre vie et le travail de la Thérapie nous amène naturellement à nous focaliser sur ce que nous voulons et non pas sur ce que nous ne voulons plus.

- Pour se manifester, le positif doit être volontairement créé.
- Seul, un engagement dans une pratique longue et régulière permet une transformation profonde.

Le programme dont il est question ici est le résultat de plus de vingt années de recherche. Il développe une combinaison de notions fondamentales sur la réalité de la santé appuyées sur une variété de modalités de soins. Ces protocoles visent à aller plus profondément que la simple gestion des symptômes car nous devons agir sur les causes sous-jacentes pour en éliminer les conséquences perturbatrices.

Cela consiste à prendre en compte les questions d'ordre émotionnel, physique, spirituel, environnemental et quantique qui ont entraîné le corps et sa psyché à sortir de leur axe en s'éloignant de plus en plus de l'*équilibre vibratoire originel.*

Il est essentiel d'admettre que ce déséquilibre résulte d'un grand nombre de facteurs connus mais dont les principaux remontent à des mémoires inscrites dès les premières étapes au cours de la gestation. A partir de là, il y a incrustations et orchestrations d'empreintes qui s'expriment en échos les unes avec les autres, toujours génératrices de comportements inadaptés.

On comprend bien dès lors, que l'analyse intellectuelle n'est pas qualifiée pour en mener à bien le décryptage car elle se heurte frontalement à la barrière bloquante des protections du psychisme. Là où il faudrait accéder au *niveau mental des cellules* où le drame se joue et se rejoue sans cesse, elle s'appuie sur une logique obsolète car étrangère à la « fantasmagorie » du fonctionnement de l'inconscient. Cette mémoire cellulaire, qui en est le support verrouillé, est un état de fermeture qui privilégie la répétition obstinée au détriment du renouvellement.

- C'est exactement le contraire de la conscience éveillée.

Pourquoi il est essentiel de se rapprocher du Soi

Le but de cette démarche sera d'accéder le mieux possible à la réintégration des différentes facettes conscientes et inconscientes qui nous constituent, pour tenter d'aller vers l'émergence du Soi selon l'expression de C.G. Jung :

« *Le Soi embrasse non seulement la psyché consciente, mais aussi la psyché inconsciente, et constitue de ce fait pour ainsi dire une personnalité plus ample, que nous sommes aussi*[7]. »

Quand il s'exprime, le Soi apporte joie et créativité et installe une belle posture d'engagement face à la vie. Il se manifeste par un état de concentration qui transforme la perception du temps et nous rend plus efficaces dans tout ce que nous entreprenons. La qualité d'être s'en trouve améliorée en procurant du goût aux choses les plus simples.

---

[7] « *Dialectique du Moi et de l'Inconscient* » Carl Gustave Jung, p. 122, Editions Folio essais (2014) Première édition Suisse en 1933.

Le secret réside dans notre capacité à renouer le contact avec notre propre destinée inscrite dans la *vibration de naissance,* pour la faire évoluer et progresser :

« Au moment de la conception, l'âme qui s'incarne dans l'étreinte des parents est porteuse d'une vibration qui est à transformer (...). C'est l'empreinte première fondamentale et elle marque l'être au plus profond de lui-même, de façon parfaitement inconsciente[8]*.* »

Dès la prime enfance, on peut voir la manifestation du Soi qui ne demande qu'à s'affirmer, dans un premier stade par l'intermédiaire du Non systématique, et dans un deuxième stade par la manifestation raisonnée du refus d'une proposition.

Toutes les énergies constitutives de la formulation originelle risquent d'être impactées par les impulsions contradictoires extérieures imposées par l'éduction et qui vont la détourner à leur propre bénéfice au détriment du Soi. A cause du poids de ces mémoires, quand on est sans cesse happé par son passé resté en suspens, on ne fera jamais rien d'autre que répéter les vieux mécanismes comportementaux qui y sont rattachés comme autant de stéréotypes routiniers.

La guérison passe obligatoirement par l'affranchissement de ces *énergies captives* qui alimentent nos schémas perturbateurs répétitifs et la qualité subjective de nos réactions et de nos résistances.

***

[8] Myriam Brousse, Eric Francqueville, Brigitte Pagani « La descente dans le corps. Mémoires cellulaires, art sacré. » pp 13-14, Editions Quintessence, Collection Ressources et Santé (2007)

Chapitre III
La proposition thérapeutique conventionnelle

En consultant l'offre pléthorique de soins en psychothérapies sur le marché de la guérison et du bien-être, on prend peur ! Comment trouver le « bon » ? Comment savoir de quelle nature est notre « problème » ? Est-il plutôt physique ou plutôt psychique, ou existentiel ? La plupart du temps, il s'agit d'un télescopage des trois. Or, d'une part on ne se connaît pas suffisamment pour mettre en mots la simple notion d'objectif à partir du présent et d'autre part, la capacité à discerner le modèle adapté à cette demande mal définie est peu évidente.

La plupart du temps, l'information sera recherchée à travers quatre procédures principales :

Psychanalyse, psychologie des profondeurs,
Psychologie complexe, psychothérapie.

Pour la psychanalyse : le complexe d'Œdipe, le surmoi et les interdits, le rôle des pulsions et des attachements, le transfert, l'angoisse. La cure analytique obéit à des règles prédéfinies et s'installe dans un échange de longue durée. C'est la confidence sur le divan.

Guérir par l'introspection ?

Pour les psychothérapies humanistes ou transpersonnelles : sentiment de l'absurdité de la vie et quête désespérée de signification. Recherche de valeurs et de besoins supérieurs qui amènent de nouvelles motivations. Capacité à prévoir et contrôler le cours de son existence. Renouer avec les sentiments et les émotions pour permettre la croissance de l'individu plutôt que l'ajustement. Et encore, soulager les tensions par des exercices physiques adaptés pour gagner en souplesse et faciliter la coordination des muscles. Etats altérés de consciences induits par des drogues ou la respiration. Ces formes de psychologie prennent en compte la spiritualité.

Guérir par le lâcher prise ?

Pour les psychologies complexes : libération de la camisole musculaire pour dégager, en les acceptant, les charges négatives de peur, de rage, de honte, de douleur ou de chagrin réprimées depuis l'enfance. Vaincre les défenses pour assimiler les douleurs anciennes en en revivant l'expérience. Interprétation des problèmes par cette reviviscence des conflits et des traumatismes, en prenant la responsabilité du processus pour se libérer de la dépendance à l'égard des parents, des professeurs, du conjoint.

Guérir par l'acceptation ?

Pour les psychothérapies : faire émerger les « complexes » (idées, opinions, attitudes, convictions) qui prédisposent à un certain type de comportement. Pénétrer le domaine du paradoxe. Niveau personnel, niveau transpersonnel. La naissance et la petite enfance. Les somatisations. Le potentiel d'ouverture de la conscience. L'évolution personnelle.

Guérir par le détachement ?

Il est essentiel, dans tout travail thérapeutique sérieux, de reconnaître les besoins supérieurs de l'individu car ils jouent un rôle majeur dans l'hygiène mentale. Non réductibles à la seule influence des instincts basiques, ils représentent un aspect authentiquement structurant de la personnalité.

Il faut encore souligner l'importance que représentent les différentes strates constitutives et existentielles de la personnalité : conception, gestation, naissance, douleurs physiques et mentales chroniques, traumatismes physiques, souvenirs ancestraux, lignées génétiques, lignées d'incarnations[9].

---

[9] Ces différentes descriptions sont appuyées sur ces deux ouvrages :
a/ « Psychologie tanspersonnelle » Stanislav Grof, pp. 114-194, Editions J'Ai Lu collection Aventure secrète (2009). Première édition américaine en 1984.
b/ « Dialectique du Moi et de l'Inconscient » C.G. Jung, pp. 153-157, Editions Folio essais (2014). Première édition Suisse en 1933.

« Afin de découvrir ce qu'il y a au fond, d'individuel en chacun, il ne faut ménager ni sa peine ni sa réflexion, et nous nous apercevons du coup combien la découverte de l'individualité est incroyablement difficile[10]. »

Difficile ne veut pas dire impossible, et c'est justement ce défi et plus encore, qui fait l'objet de la Thérapie des Clés© présentée dans cet ouvrage et qui est finalement bien autre chose qu'une psychothérapie !

Remarque – Grâce à sa pratique à domicile, cette thérapie ne nécessite pas de prises de rendez-vous. Cela permet de garantir l'autonomie en évitant les déplacements et présente l'énorme avantage de ne pas dépendre des disponibilités d'un praticien.

***

[10] C.G. Jung, *ibid* p. 79

Chapitre IV
Une offre renouvelée de changement

I - INTRODUCTION

Tout a commencé en 1995 avec la déflagration d'un drame personnel qui m'a brutalement mise en présence de la remarquable puissance curative des Fleurs de Bach et a déclenché une avalanche de synchronicités, c'est-à-dire d'éléments concomitants étrangers les uns aux autres.

Deux ans plus tard, de nouvelles coïncidences ont permis de formuler des fondements théoriques simples. Ils présupposent que si les *consciences individuelles* peuvent bénéficier de connexions unificatrices entre elles, c'est qu'elles sont de même disposition et de même nature, ce qui entraîne la constatation suivante :

➢ Tous les psychismes humains présentent une structure-cadre identique qui seule autorise la manifestation d'une *réalité transpersonnelle !*

C'est ce principe de base qui amorce l'invention de la Thérapie des Clés©. L'importance de cette affirmation est considérable car elle débouche sur un traitement universel banalisé et totalement révolutionnaire de soins résolument holistiques[11]

II – MODALITÉS ET SPECIFICITÉS

La Thérapie des Clés© ne se définit pas comme une psychothérapie, car elle se présente comme :

- *Différente de la psychanalyse* : elle procède surtout par la synthèse.
- *Différente de la psychologie* : elle ne recherche pas systématiquement la compréhension des comportements et des styles.

[11] Qui se rapportent à la complexité de l'existence dans tous ses aspects physiques, psychiques et spirituels.

- *Différente de la psychiatrie* : elle ne s'adresse pas à des pathologies prétendument solutionnées par le médicament. Contrairement aux traitements « psy » elle trouve son champ d'application dans une médication spécifique appuyée sur un schéma vibratoire universel.

II.1 Différente de la psychanalyse

Ici, l'observation du patient se déroule selon des circonstances prédéfinies sans interférences appréciables. L'analysé se projette en lui-même à partir du présent et cherche à se situer dans des facteurs biographiques liés à la prime enfance car la compréhension du comportement actuel nécessite une étude fouillée de ses antécédents intimes parfois très lointains. La personne qui s'installe dans une cure analytique devra affronter un certain nombre de contraintes matérielles.

L'analyse, qui part du présent pour remonter dans le passé, exige de connaître justement ce point départ, qui pour être pertinent n'en est pas moins occulte.

NB- On pourrait s'interroger sur la pertinence de certaines affirmations du père de la psychanalyse, comme : *« l'Œdipe féminin est un résultat du remplacement par la petite fille de son envie du pénis par un désir d'avoir un enfant – d'où l'amour pour le père et la jalousie à l'égard de la mère*[12] ».

II.2 Différente de la psychologie

Les théories psychologiques conventionnelles, en nous aidant à comprendre les raisons qui nous poussent à agir et les sources de nos sentiments, nous permettent de modifier les parties superficielles de nos comportements, mais risquent de ne pas suffire lorsqu'il s'agit d'affronter les problèmes inconscients liés à la psyché profonde qui nous font souffrir et nous perturbent.

Retrouver le sens de sa vie procède ici de deux éléments corrélés : en premier l'investigation poussée appuyée sur une thérapie, et ensuite le rééquilibrage des fonctionnements physiologiques.

[12] Mikkel Borch-Jacobsin « *Les Patients de Freud. Destins* » p. 191, Edition Sciences Humaines (2011)

Or la plupart des propositions d'aide par les systèmes les plus répandus ne vont pas au-delà de la vie ordinaire sans pouvoir prendre correctement en compte les désirs de changements existentiels.

NB- De nombreux chercheurs universitaires n'hésitent pas à déclarer mortes les formes classiques de la psychologie, ouvertement remplacées par de nouvelles théories scientifiques telles que la neurologie et les sciences cognitives, ou holistiques telles que les psychologies du développement.

II.3 Différente de la psychiatrie

La science et la psychiatrie comportementalistes considèrent généralement l'âme humaine sous la forme d'une machine, un genre d'ordinateur sophistiqué fait d'échanges bioélectriques entre neurones et de circulations d'hormones cérébrales. La conscience n'existant pas en dehors de son support organique c'est-à-dire le cerveau, l'expérience spirituelle a donc peu de place dans cet univers matérialiste.

C'est ainsi que peut facilement se justifier l'usage d'une grande diversité de molécules biochimiques psychoactives parfois très agressives sensées réparer ou consolider l'édifice chancelant du « mécanisme cognitif » désaccordé.

NB- Le problème qui fait du tort à la médecine actuelle, est la forte tendance des modèles éducatifs et d'apprentissage à créer un cadre strict de compréhension de la réalité qui exclut par principe tout ce qui n'y entre pas. Cette sorte d'endoctrinement provoque une forme d'aveuglement à tout ce qui est en dehors du système couramment admis[13].

III – UNE THÉRAPIE MULTIFORME

A l'opposé de ces systèmes de soins d'application parfois contraignante (il faut commencer par se rendre à la consultation) et souvent onéreuse, la Thérapie des Clés© s'affirme comme un « art de vie » par la remise à niveau progressive de l'ensemble des données conscientes et inconscientes qui encadrent la situation personnelle.

En effet, la « disposition naturelle à vivre » de tout individu s'est trouvée plus ou moins entravée par différents paramètres intervenus au cours de

[13]Constat subversif de l'auteur américain Gene Zimmer « *Reality, Belief and The Mind* » Foundation for Truth in Reality (1999)

l'existence. Par l'étude d'indices prédéfinis incluant une approche physiologique, psychologique et électromagnétique, il est possible de formuler un diagnostic qui justifiera de l'intérêt ou non d'entrer en thérapie holistique

III.1 Aspects pratiques

La Thérapie des Clés© est largement compatible avec les différents processus thérapeutiques décrits plus haut. Elle présente cependant plusieurs avantages qui en font une pratique véritablement révolutionnaire.

On peut citer :

- La compréhension des difficultés actuelles par la confrontation directe avec les causes profondes qui en sont l'origine.
- La mise en évidence de schémas répétitifs sous-jacents révélateurs de conditionnements discrets.
- L'émergence des émotions négatives permet d'amorcer la résolution des blocages mémoriels associés.
- L'évolution régulière des diagnostics réactualisés.
- Des bilans descriptifs détaillés sur l'objectif et les enjeux de chaque traitement en cours balisent le parcours.
- L'enrichissement constant de la compréhension individuelle sur les atouts, les lacunes et les dérives.
- Les conversations téléphoniques régulières.
- La consolidation progressive, dans des proportions considérables, de toutes les fréquences énergétiques individuelles. Ceci est l'atout majeur et le premier moteur du changement.
- Enfin, les résultats sont garantis pour toute personne qui suit correctement le traitement.

III.2 Aspects théoriques

Pour développer une forme radicalement différente de travail sur soi, il a fallu commencer par interroger le *réel* pour y découvrir des réponses jusque-là occultées. C'est pourquoi, entrer dans l'univers de la Thérapie des Clés© requiert un effort initial de compréhension, mais il devient rapidement évident qu'on y décrit le psychisme d'une manière très satisfaisante :

- La Thérapie des Clés© développe des « objets » construits et mis en évidence par elle seule, ce qui nécessite une rupture avec nos connaissances et nos modes de pensée habituels.
- Plus de vingt ans après leur création, l'ensemble de ces concepts est toujours opérationnel.
- L'étude approfondie des manifestations psychiques mises à jour a permis d'établir entre elles des relations constantes exprimées par des lois.
- La théorie peut paraître complexe et difficile à assumer pour le sens commun. Cependant, elle est capable de prédire et de contrôler les phénomènes qu'elle définit par l'étude de leurs causes et l'interprétation de leurs effets.

III.3 Aspects éthiques

Il n'existe rien de plus facile ni de plus efficace. La Thérapie des Clés© accompagne l'existence au même titre que tous les gestes de la vie quotidienne et elle engage moins de temps que de se laver les dents trois fois par jour !

Ce système de soins, parce qu'il est à large spectre, englobe en même temps les formes de pathologies psychique et physique. Un niveau minimum des fréquences vibratoires est cependant nécessaire pour pouvoir l'entreprendre, mais après une remise à un niveau correct des fréquences personnelles par des procédures adaptées, chacun qui le souhaite pourra l'intégrer. Cela est d'autant plus intéressant pour ceux et celles qui ont subi des protocoles de traitements lourds qui détériorent toujours gravement le niveau des fréquences individuelles, et trouveront ici une aide exceptionnelle pour soutenir la guérison amorcée.

Cette pratique s'adresse à toutes les personnes conscientes de leurs problèmes existentiels divers, peu satisfaites de leur réalité physique, psychique et spirituelle, et qui souhaitent concrètement développer leur aptitude au bonheur, quel qu'en soit le sens.

III.4 Aspects spéculatifs

La véritable nature d'une croyance est le fait d'accepter comme vraie, une évidence supposée sans vérification concrète. C'est bien là où réside son pouvoir, car la croyance est en contradiction avec l'apprentissage. Une fois examinées, un grand nombre de croyances se révèlent sans valeur en tant qu'indicateurs de vérités. Au contraire, elles servent le plus souvent à définir une identité et confèrent un sentiment d'appartenance.

Les personnes qui ont abandonné en cours de route la pratique de la Thérapie des Clés© ont succombé à leur *a priori*, incapables de s'abandonner en confiance à une expérience inconnue, comme redoutant d'y perdre « quelque chose » de leur pouvoir par l'obligation de modifier leurs propres croyances.

En acceptant de se remettre en question, les personnes qui ont poursuivi cette expérience novatrice jusqu'à son terme, ont développé une connaissance radicalement différente d'elles-mêmes et de leurs réelles aptitudes, et ont pu *a posteriori* se féliciter de leur persévérance largement récompensée.

C'est ainsi que la vérité est mise à l'épreuve des faits.

IV – EVALUATION ET CRITIQUE D'ENSEMBLE

IV.1 – Questions générales préalables

J'ai entrepris cette recherche suite à la prise de conscience douloureuse qu'il n'existait aucune offre thérapeutique capable de répondre à ma propre demande de soins. Les Fleurs de Bach sont entrées bien à propos dans ma vie en me démontrant *ex-abrupto* leur efficacité.

Il existe de très nombreuses descriptions de ces élixirs et il est possible d'entreprendre un cursus de formation à leur usage. Cependant, j'ai dû me rendre à l'évidence que je n'y retrouvais pas la puissance d'expression que j'en attendais à l'issue de ma première expérience. C'est pourquoi j'ai décidé d'en abandonner la pratique habituelle. Une formation à la radiesthésie m'a permis de développer une nouvelle technique thérapeutique mieux adaptée à mes attentes et appuyée sur le diagnostic des anomalies électromagnétiques pathologiques.

La pratique radiesthésiste est un savoir-faire basé sur la capacité à formuler un bon questionnement et exige une véritable virtuosité, laquelle s'acquiert par une assiduité quotidienne. Elle s'appuie sur une excellente connaissance de son domaine d'application, mais aussi des domaines connexes. Elle requiert la mise au point d'un grand nombre de tests et bilans parfaitement adaptés à la recherche en cours. N'admettant aucun à peu près, elle requiert une parfaite probité et impose la neutralité quant au résultat.

IV.2 – Objet de la recherche

La question était de découvrir un traitement réellement efficace pour éradiquer les douleurs et les souffrances tant physiques que psychiques qui accablent l'existence. L'objectif était d'acquérir une excellente santé, une bonne confiance intérieure appuyée sur la joie de vivre en accord avec soi-même. La pratique devait en être aisée et facilement abordable par quiconque serait désireux de l'entreprendre.

Les seules informations connues concernaient le mal être sévère dont j'étais moi-même l'objet et qui m'a servi de repère infaillible pour me guider dans un domaine où j'avais tout à découvrir.

IV.3 – Méthodologie et analyse des données

Un petit groupe de personnes (au tout début une dizaine) ont été volontaires pour se prêter à l'expérience et appliquer sur elles-mêmes les protocoles prescrits. Leurs âges respectifs s'étalaient entre 17 et 64 ans. Quelques participants ont rapidement arrêté par manque de confiance, par inconstance, ou par inadaptation avec l'objectif, mais la plupart ont largement apprécié cette pratique et ensuite proposé à leurs enfants volontaires d'entreprendre ce chemin à leur tour. Actuellement, deux mères pratiquantes de la Thérapie ont mis au monde des enfants qui se distinguent par un très bon équilibre de comportement.

L'interprétation des données individuelles reste complexe car dépendante de trop nombreux facteurs interactifs et un important travail d'étude devrait être poursuivi sur leur compréhension et leur déchiffrage circonstancié. Cette recherche, appuyée sur l'histoire personnelle en remontant le plus loin possible dans la petite enfance, devrait s'appuyer sur des approches sensitives et intuitives pour mieux comprendre les règles et les lois précoces qui contrôlent l'installation puis le verrouillage du psychisme humain.

IV.4 - Fondements et réfutations

Il existe une réalité psychique imposée dont nous sommes totalement dépendants et dont nous connaissons très mal le mode d'emploi. Pour ouvrir l'accès à cette connaissance, les propositions de la Thérapie des Clés© seront plus ou moins bien acceptées selon qu'elles résonnent sur le vécu ou les ressentis. Conformité et adhésion sont donc impérativement requises. Les nombreuses procédures de test permettent d'atteindre immédiatement certaines vérités, chacun pouvant constater par lui-même la correspondance avec les résultats annoncés.

On pourrait cependant contester cet argumentaire de plusieurs manières, par exemple en déclarant qu'on est en présence d'un groupe de « croyants » se prêtant volontiers à une expérience devenue mystique. D'autre part, on pourrait prétendre qu'il s'agit là d'un domaine de recherche concernant des entités et des évènements « irréels » ou non démonstrativement tangibles. La perspective générale adoptée s'appuierait donc sur une métaphysique fondée sur des arguments d'autorité et la production arbitraire de données.

Enfin, pour poursuivre le discrédit de ce travail, on pourrait invoquer l'impossibilité de valider des données obtenues à partir de processus non officiellement reconnus : états modifiés de conscience, pratique de la radiesthésie, création *in extenso* de documents, de tests, de valeurs et de bilans, mais encore utilisation de connaissances « sujettes à caution » transmises par les traditions anciennes concernant l'énergie vitale, l'âme, le psychisme, l'esprit…

IV.5 - Evaluation des hypothèses

Pour permettre une évaluation régulière de la valeur du traitement, il a été nécessaire de se doter d'outils d'observation.

- L'ensemble des paramètres a fait l'objet de calculs et d'évaluations avant et après chaque nouvelle étape du traitement
- La précision de la théorie permet de faire des prédictions dûment observables et toujours reproductibles.
- Elle démontre de nombreux champs de l'expérience individuelle présente et passée.
- Il n'y a ici aucun objet incertain car tous trouvent leurs modes d'emplois dans de nombreux croisements de nature coopérative, concurrentielle ou contradictoire.
- Cette théorie du psychisme est en cohérence avec des enseignements traditionnels transmis par les cultures anciennes dont elle reprend

différents thèmes pour les adapter à ses objectifs de caractérisation, d'étude et de soins.

IV.6 - Conclusion

Cette pratique peu exigeante prend tout naturellement sa place dans l'existence. Les nombreuses et régulières améliorations constatées, qui tiennent peut-être en partie à un effet *placebo* entretenu par l'aspect rituélique du traitement, démontrent cependant leur efficacité par une meilleure santé, une énergie vitale considérablement accrue et un bon état d'être général stabilisés.

Finalement, on se rend compte qu'il n'y a nulle part où arriver. C'est simplement un chemin qui propose d'avancer avec confiance en direction de son propre horizon. Certains jours on se sent aligné, tout va bien, et d'autres jours ça va moins bien. Il y a ces moments où l'on ressent la force expressive de la conscience élargie et d'autres moments où on se ferme.

Quelques avantages reconnus par tous les pratiquants de la Thérapie : sa simplicité d'usage, sa très faible incidence sur l'organisation de la vie quotidienne, la sensation particulièrement importante de prise en charge sécurisante qu'elle procure.

***

2ème partie - *Midi*

CONSTAT

Chapitre V
Intérêt du travail sur soi

On pourrait penser que la difficulté à établir son bilan existentiel personnel sincère tient à une crainte naturelle pour la vérité. En effet, qu'en est-il de ces freins posés entre notre aspiration et notre volonté d'y atteindre ? Il semble que nous nous retrouvions confrontés à cette alternative : appréhension de s'engager dans la découverte de cet inconnu que nous sommes, et en même temps le souhait de parvenir à une connaissance de soi éclairante.

Il est essentiel d'ajouter qu'il y a dans notre monde une question récurrente d'ordre ontologique, c'est la différence entre celui qui « EST » et celui qui «existe», forcément limité dans le temps et l'espace. Elle nous amène à remettre en question l'image que nous avons de nous-mêmes en fonction de la catégorie sociale à laquelle nous appartenons, en évitant ainsi d'y rapporter une possible prise de conscience.

Ce que nous avons à faire pour nous, c'est conquérir l'harmonie d'une personnalité vivifiée par un travail intérieur qui nous tirera vers le haut.

Rappelons ce constat encore jamais dépassé de Blaise Pascal : « *Chaque* moi *est l'ennemi et voudrait-être le tyran de tous les autres.* » Aujourd'hui comme hier, nous y avons tous notre part de responsabilité. Cependant il faut ajouter, et c'est le plus important, que cela se vérifie également en chacun de nous, où une multitude de petits « moi » sont en perpétuelle concurrence ou rivalité. Nous abritons en nous-mêmes une population entière : horde, foule, armée, essaim, légion, troupeau, c'est selon. C'est pourquoi, seulement par le travail sur soi du plus grand nombre, on permettra l'avènement de cette société apaisée à laquelle nous aspirons tous.

On peut de même s'interroger sur ces paroles formulées en 1958 par Boris Mouravieff, historien et enseignant spirituel Russe émigré en Suisse :

« Alors que la technique marche avec le temps, le retard dans l'évolution morale de l'individu, comme de la société humaine dans son ensemble, apparait énorme. (...) Si, dans le monde moderne caractérisé par le progrès inouï de la technique, l'Homme veut obstinément diriger les choses avec la mentalité du siècle révolu, cela ne pourra conduire qu'à la catastrophe[14]. »

Ce siècle révolu dont il est question ici est le 19ème. Serions-nous l'objet d'une illusion d'optique ? Les questions qui suivent pourront nous aider à faire le point en fonction de ce qui précède, afin de nous aider à nous situer sur notre propre chemin de transformation[15].

1/ Pourquoi réveiller sa conscience ?

Essentiellement parce que le processus de clarification de la conscience peut mener à la liberté, à la santé, à la paix intérieure, à accepter son corps et être bien dans sa peau, à une sexualité épanouie, à la sagesse et à l'amour véritable.

Voilà la plupart des éléments qui font que la vie est belle et qui nous blessent quand ils nous font défaut.

2/ Pourquoi rien ne change tout seul ?

Pour améliorer ses conditions de vie, il arrive qu'on ressente le besoin de changer, de tourner la page de son histoire personnelle mais on ne sait pas comment faire.

Car on le constate trop souvent, ce qui nous est arrivé hier arrive encore aujourd'hui et se reproduira demain. Tout se répète sans fin dans notre existence, on dit les mêmes choses, on fait les mêmes choses, on se plaint des mêmes choses.

On a l'impression d'être enfermé dans un *cercle vicieux.* Cette répétition de drames, comédies et tragédies continuera tant que nous porterons à l'intérieur de nous-mêmes des éléments conflictuels générateurs de

---

[14] Boris Mouravieff « Ecrits sur Ouspensky, Gurdjieff, et sur la Tradition ésotérique chrétienne » p.61, Editions Dervy Poche (2008)

[15] Ce texte est inspiré du livre « Psychologie Révolutionnaire » paru en 1975 de Samaël Aun Weor (1917-1977), écrivain gnostique Colombien

sensations qui rongent comme de l'acide, car la litanie des émotions négatives nous maintient fermement à un faible niveau d'être.

3/ Qu'est-ce que le niveau d'Être ?

Chacun de nous, quelle que soit sa situation, se trouve en réalité à tel ou tel niveau d'être. Le niveau d'être du malade est différent de celui du bien portant, et celui du chômeur de longue durée très distinct de celui du responsable administratif supérieur. Il ne viendrait à personne l'idée de ne pas en convenir. Dans la Thérapie des Clés©, trois tests complémentaires permettent d'en définir le niveau[16] :

1/Gamme de Tonalité ; 2/Fréquences des chakras ; 3/Test de la Vivacité.

C'est ainsi que nous pouvons imaginer une échelle *verticale* qui va de bas en haut, avec un très grand nombre d'échelons et nous nous trouvons sur l'un quelconque de ces échelons, qui est la résultante de ces trois mesures.

Sur ces échelons des niveaux d'Être, chaque personne est différente et cela n'a rien à voir avec les étapes de la vie : naître, croître, se développer, se marier, se reproduire, vieillir et mourir, qui relèvent exclusivement de la dimension *horizontale* de l'existence.

4/ Quel est notre niveau d'Être ?

Tant que celui-ci ne change pas radicalement, la répétition de nos misères, nos douleurs et nos tourments se perpétue car la conscience que nous avons des évènements extérieurs est directement influencée par la conscience que l'on en a.

Les nuisances énergétiques sont omniprésentes : alimentation médiocre, nuisances sonores, agressions verbales ou physiques, situations douloureuses, traumas etc... Tout cela peut nous déséquilibrer et briser notre confiance en nous à jamais. Egalement redoutables sont les personnes animées par des forces nuisibles. Nous ne pouvons pas toujours éviter de telles rencontres et la vie terrestre est ainsi faite qu'il convient de prendre ces paramètres très au sérieux. Nos remparts contre les situations troublées ou les personnes nocives sont minces et notre résistance bien faible quand notre niveau d'Être est bas.

---

[16] Consulter l'Annexe en fin d'ouvrage pour plus d'informations.

5/ Alors que faut-il comprendre ?

Chacun de nous se situe obligatoirement à tel ou tel « niveau de l'Être ». Pour sortir de la routine d'une vie purement conventionnelle, il faut désirer ardemment un changement véritable car seul compte le niveau d'Être. L'espérance mécanique ne sert à rien ; quand on croit qu'avec le temps les choses vont s'améliorer, les faits viendront démontrer le contraire.

Ce niveau d'être *vertical* à l'intérieur de nous n'a rien à voir avec l'aspect horizontal où se manifeste l'être social. Nous nous trouvons sur un échelon, mais nous pouvons monter à un autre échelon. Cela est seulement possible par le travail sur soi volontaire, sérieux et assidu.

6/ Quel est le but du travail sur soi ?

Son principal objectif est de régénérer le moi psychologique malade, par la désintégration de ses éléments indésirables. C'est une tâche impossible à ajourner si nous voulons sortir de l'impasse.

Le travail sur soi proposé ici ne concerne bien sûr que le chemin vertical de nature psychologique, qui seul autorise un changement fondamental dans le niveau d'être quelle que soit la situation extérieure.

Le bilan régulier des nombreux tests de la Thérapie des Clés©, appuyé sur des données précises incontournables, en agissant comme un rayon de lumière projeté dans les mondes intérieurs, permet une observation objective en continu de l'état d'être.

7/ Quel espoir motive d'entreprendre le travail sur soi ?

Nous nous devons de découvrir par nous-mêmes ce qui nous retient prisonnier dans le carcan du mal-être. Car il y a de toute évidence en chacun de nous quelque chose qui nous rend parfois la vie amère et contre quoi nous devons lutter. Pourtant, il n'est pas indispensable de continuer à vivre ainsi dans le doute et le malaise. Quand nous avons compris cela, il devient urgent d'anéantir ce qui nous affaiblit et contrarie le cours de notre vie.

8/ Que sont les illusions ?

Trop souvent, par faiblesse ou par suffisance, nous sommes incapables de voir le nouveau au-delà des croyances limitatives bien verrouillées de notre milieu d'appartenance. Ceux qui se laissent ainsi porter par la vie de tous les jours n'ont pas encore compris la nécessité absolue de travailler sur soi-même pour espérer connaître une transformation radicale.

9/ Comment découvrir une nouvelle manière de vivre ?

Qu'ils vivent constamment de fête en fête n'implique pas que les gens soient épanouis. Une existence appuyée sur la recherche d'émotions fortes indique que l'on est porteur de cette forme de maladie psychologique qui entretient des états intimes pervertis.

Savoir vivre intelligemment, c'est combiner les états intérieurs avec les situations extérieures de manière correcte. La beauté des circonstances est relative. Si nous ne sommes pas dans un état intérieur approprié, les meilleurs évènements pourront nous paraître monotones, fatigants ou simplement inintéressants.

10/Comment fonctionne le travail sur soi ?

Il porte essentiellement sur les états psychologiques de la conscience. Nous sommes tous chargés de beaucoup d'erreurs dans notre fonctionnement habituel et si nous aspirons au changement, nous devons affronter ces états équivoques. A partir de ce moment-là, les situations désagréables de l'existence nous blesseront moins. Seulement la modification de ces états erronés peut apporter un rééquilibrage.

11/ Quel bénéfice en espérer ?

Etant donné que la vie intérieure est impactée par les évènements extérieurs, nous avons tout intérêt à éliminer sans délai de notre psychisme les états psychologiques inadaptés. Celui qui ne les corrige jamais demeure victime des circonstances. Il est vital, pour quiconque désire changer l'orientation d'une existence malheureuse ou simplement monotone ou ennuyeuse, de mettre de l'ordre dans sa maison intérieure.

12/ *Qu'est-ce qu'il faut comprendre ?*

Nous ne sortons pas indemne de toutes les étapes majeures qui ont contribué à structurer ce que nous sommes finalement devenus, ici et maintenant. Si nous ne faisons rien, nous y resterons soumis à notre insu :

- *Conception* : elle peut très souvent être dépendante de motifs parentaux qui n'ont rien à voir avec l'être profond de l'enfant à naître[17].
- *Mémoires familiales* : les cellules biologiques sont génétiquement porteuses des traits qui signent la lignée et transmettent l'histoire familiale.

---

[17] Voir chapitre XV

- *Mémoires karmiques* : que nous le sachions ou non, notre existence s'inscrit également dans une lignée individuelle dont nous sommes les héritiers pour le meilleur et pour le pire.
- *Gestation et naissance* : durant la grossesse, d'innombrables ressentis s'impriment dans le corps du fœtus comme autant de mémoires vibratoires. L'épreuve de la naissance est toujours traumatisante.
- *Premières années* : elles concernent l'élaboration du *socle psychique* support et fondement de la personnalité future.
- *Impacts des pathologies* liées au mode de vie.

13/ *Pourquoi installer des émotions apaisées ?*

Les états intérieurs inadéquats font de nous des victimes démunies face aux comportements auxquels nous sommes confrontés dans la société humaine contemporaine. En gagnant la distance nécessaire pour ne plus s'identifier avec les évènements, on peut subir les situations les plus désagréables avec une attitude intérieure mieux appropriée.

***

Chapitre VI
Découverte – Invention - Innovation

Il nous faut maintenant interroger cette question essentielle :
Qu'est-ce qui fait apparaître la nécessité impérieuse d'inventer une nouvelle technique de soin et de guérison ?

Réponse : Quand il devient finalement évident que toutes les thérapies disponibles ne fonctionnent pas d'une manière satisfaisante. Dans le cas contraire, il suffirait de se laisser prendre en charge et d'attendre simplement les résultats promis. Ce serait tellement facile…

Mais les années passent, et malgré une quête pressante de meilleure santé physique et morale, quand sans pause ni rémission le seul résultat tangible est une aggravation constante des problèmes de départ, le découragement se transforme en désespoir.

L'échec sans cesse renouvelé semble s'inscrire dans le cycle obligé d'une pénible destinée, et à force de déconvenues on comprend qu'il est temps de s'arrêter pour réfléchir à ce problème en apparence insoluble.

I – UN NIVEAU D'ÊTRE TRÈS DÉGRADÉ

Qui supporterait longtemps des crises migraineuses sévères, des névralgies faciales torturantes, une instabilité énergétique quasi invalidante, des souffrances psychiques quotidiennes, des espérances d'amélioration sans cesse anéanties sans réagir, en attendant « tranquillement assis sur son derrière » que la vie trépasse ?

Qui continuerait inlassablement, pendant des années et des années, à s'en remettre aux hommes et aux femmes « spécialistes », médecins ou praticiens de toutes catégories de l'âme et du corps, sans soulagement d'aucune sorte ?

Qui trouverait normal, d'accepter finalement l'impossibilité de s'en sortir et de baisser les bras sur un constat définitif d'impuissance ?

II – DÉCOUVERTE

Autant dire que j'étais prête à tout mais sûrement pas à capituler. C'est pourquoi, aux aguets dans les starting-blocks, je surveillais et m'informais sur tout. Pas de quartier pour le malaise existentiel majeur ! Ceux qui en doutent n'ont jamais ressenti la pression de l'inéluctable peser cruellement sur leur dos. Tant mieux pour eux ou tant pis, car ce qui permet l'invention, c'est la nécessité.

Elle seule impose l'observation attentive de ces phénomènes si intéressants qui sont la *convergence* et l'*accident*, quand différentes manifestations en apparence non reliées se produisent *ensemble*. C'est alors que l'on constate des interactions surprenantes qu'on n'attendait pas et qui éveillent aussitôt l'intérêt.

III – INVENTION

Mystérieusement cela fonctionne, quand le besoin qui s'est exprimé trouve sa possible résolution par la conjonction d'éléments connexes disparates ainsi observés et mis en synergie.

Hasard, en se joignant à *nécessaire créativité,* permettent de faire émerger ce quelque chose d'inattendu parce que justement *inconnu*, qui va venir combler l'espérance inassouvie. C'est ainsi que le découragement initial est vaincu par la compréhension soudaine qui jaillit pour s'imposer à la conscience éblouie.

C'est l'*Euréka* d'Archimède.

IV – MISE A L'ESSAI

Mais l'observation n'est que la première étape. Elle doit ensuite permettre de formuler des *hypothèses* à leur tour progressivement reformulées en fonction de l'*expérimentation* sévèrement contrainte par la *vérification*. Ce processus est si long qu'il y faut des milliers d'heures de travail…

C'est ici l'épreuve de vérité. Tous les espoirs seront permis seulement si les changements constatés se stabilisent dans une progression réaliste.

Plusieurs personnes ont ainsi accepté de servir de « cobayes » à un programme de travail sur soi totalement inédit sans en connaître, et pour cause, ni le sens fondamental ni le réel objectif. C'était simplement une question de confiance pour le projet vaguement exposé.

V – INNOVATION

Après les tâtonnements de départ (décrits plus loin), les complications diverses et les erreurs inévitables, quand les résultats permettent de s'affranchir du doute, on peut oublier la complexité de mise en route du processus pour en simplifier l'application et la compréhension.

Voilà finalement rendue facilement accessible, la proposition d'une procédure parfaitement adaptée à chacun et présentée sous une forme codifiée qui la mette à la portée de tous.

Le chapitre suivant reprend en détails ces différentes étapes pour en démontrer la valeur, les difficultés initiales et pour finir, la réussite.

***

Chapitre VII
Tâtonnements et décodages

Découverte

La Thérapie des Clés© repose sur une recherche empirique, c'est-à-dire fondée sur l'observation et l'expérience. Orientées par *l'imagination* et nourries par *l'inspiration*, elles permettent d'accéder à une autre dimension grâce à *l'intuition*.

Jules-Henri Poincaré, homme de science et philosophe du début du XXème siècle, a fait cette intéressante mise au point dans un de ses ouvrages :

« *Avec la logique nous démontrons, avec l'intuition nous inventons*[18]. »

Il précise sa démonstration en déclarant qu'une découverte peut être due au hasard ou au raisonnement parce qu'elle concerne quelque chose qui existe et que tout le monde peut voir mais un seul l'a observé. Par contre, l'invention, qui part sur du non existant, serait nécessairement le résultat de l'intuition.

Invention

Au départ le but est clairement exprimé car appuyé sur une expérience fondatrice. Il n'en reste pas moins que le moyen pour y parvenir reste flou. Pour mettre en place une méthodologie, il faut nommer des choses impossibles à décrire ni à comprendre. Pourtant, pour avancer, on doit quand même modéliser, exposer, énoncer.

Mise en pratique

Pour commencer, il a d'abord fallu répondre à cette question troublante :

Qu'est-ce qu'un *concept psychique* ?

---

[18] Jules-Henri Poincaré « *Science et méthode* » Editions Flammarion (1908)

Certes, c'est une impulsion mentale ou émotionnelle, involontaire ou délibérée, qui semble fondée sur un processus vibratoire et qui trouve sa résolution dans des manifestations multiples, conscientes ou non. Mais c'est à la fois nulle part et partout. On n'a jamais vu une émotion, une sensation ou une pensée, sauf quand elles s'incarnent sous forme de raisonnement, de malaise ou de contentement pour disparaître et réapparaître sans cesse.

C'est donc bien une réalité, mais comment la modéliser pour en faire un objet d'étude quantifiable ? Cela implique la mise en place d'une méthodologie rigoureuse selon un septuple processus de création puis de formulation, et appuyé par nécessité sur deux lignes de forces fondamentales :

<u>Une technique involontaire</u> :

1. **L'*inspiration***, qui soutient le processus créateur.
2. **L'*intuition,*** qui permet la mise en évidence d'un évènement qui pourra ultérieurement être démontré et constaté par tout le monde.

<u>Une technique basée sur le raisonnement</u> :

3. **L'*exploration*** : C'est tout ce qui concerne les « bonnes » questions. Comment procéder, quelle mise en place, quels sont les différents éléments concernés, quels résultats attendre ? …
4. **La *mise en forme*** : De la pertinence des questions naît la compréhension débouchant sur un traitement adapté à l'étape en cours.
5. **La *vérification*** : Etablissement d'un protocole de tests permettant de s'appuyer sur des calculs fiables.
6. **La *validation :*** Le bilan établi à partir de constatations mesurées permet de revisiter l'ensemble du process pour le formaliser.
7. **L'*organisation finale* :** La vision d'ensemble de l'organisation psychique dans son aspect individuel est progressivement complétée.

Passer à chaque nouvelle avancée de la recherche engagée nécessite de respecter ce même mode opératoire. C'est pourquoi la Thérapie des Clés©, en s'inspirant de multiples sources, présente une telle originalité. Elle fonctionne sur un modèle polarisé de *programmations* appuyées sur des *codages* primaires décrivant des processus psychiques standards et reproductibles personnalisés.

Reprenons une à une ces différentes étapes de travail pour en démontrer l'intérêt.

1. Une expérience spontanée de pensée *(inspiration)*

D'une manière inattendue, des prises de conscience s'imposent d'elles-mêmes sous une forme insistante voire obstinée. Elles semblent manifester une forme d'appel, à la manière de petits cailloux blancs posés négligemment sur un obscur chemin dont la direction est inconnue. Il y a sensation d'urgence à poser des actes quels qu'ils soient, pour conserver intacte l'amorce de ce processus lourd de significations difficilement saisissables.

2. La réponse se précise sous forme de synchronicités *(intuition)*

A ce stade, l'information exprimée sous forme symbolique n'est pas clairement compréhensible ; il s'agit la plupart du temps de rêves, lucides ou non, de réponses fournies par une lecture ou une conversation saisie par hasard, d'un évènement bizarre ou inattendu. Cependant ce qui la caractérise, c'est l'impression « jubilatoire » d'avoir trouvé la solution à une interrogation restée en suspens.

Tout se joue alors dans la capacité à traduire et interpréter l'information reçue.

3. Décryptage de l'information symbolique (*exploration*)

Pour y parvenir il faut laisser émerger toutes les questions possibles : comment procéder, quelle mise en place, quels sont les différents éléments concernés, quels tests et quels résultats prendre en compte… ? C'est ainsi qu'il arrive de se retrouver dans une impasse, parfois pendant des semaines, quand aucune direction claire n'arrive à s'imposer.

Ce phénomène est d'autant plus déroutant qu'on est dans un processus où tout est nouveau. Le travail de concrétisation devra donc s'appuyer sur la compréhension fine des symboles par le « raffinage » de son propre ressenti.

En voici un exemple :

Le Chien : Il garde la forteresse entourée de hauts murs. A la fois agressif et peureux, il a tendance à tourner en rond et n'est pas très inventif. Il est plutôt limité dans ses capacités d'improvisation car il appuie son fonctionnement sur la répétition. Sa fidélité est orientée à la fois par l'intérêt et par le *dressage*. Il manque d'esprit critique et ne se remet pas en question.

Le Loup *(qui est en réalité une louve)* : Plutôt solitaire, en apparence fragile et sur la défensive, il défend cependant son territoire et rôde dans la forêt. Rusé et stratégique, il se protège. C'est le seul animal qui pratique la vengeance et qui s'allie à ses congénères pour parvenir à ses fins.

Ces deux « animaux psychiques » forment un duo indissociable. Soit ils ont du mal à s'entendre, soit ils sont complémentaires ou même complices. D'autre part, il n'est pas impossible qu'il y ait inversion des genres pour un homme : le chien serait alors une chienne, et la louve un loup…

En avez-vous trouvé le sens en termes symboliques ?

Ce sont deux aspects instinctifs majeurs qui imposent une forte empreinte inconsciente sur la personnalité. Dans la théorie de la Thérapie, selon que les deux sont compatibles ou non, ils définissent une orientation plus ou moins confortable qu'il est nécessaire de comprendre pour en accepter les attitudes et les dispositions comportementales instinctives puissantes.

On trouve ces deux animaux face à face dans la carte XVIII du Tarot *La Lune*. Elle montre une représentation symbolique du psychisme et de l'inconscient qui figure les étapes nécessaires pour s'en dégager.

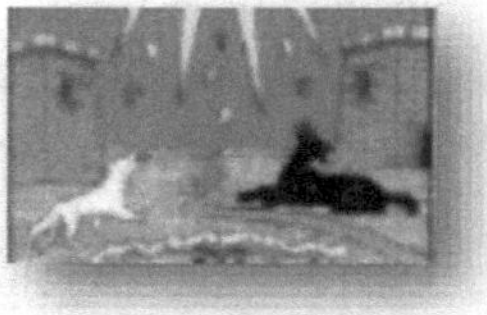

Tout travail de recherche dans le domaine psychologique s'appuie forcément sur une méthodologie personnelle où l'expérimentateur est son propre laboratoire. C'est ainsi que la recherche de « surface » doit être validée par une descente vers les niveaux infra psychiques, grâce à une bonne pratique des états modifiés de conscience.

La difficulté initiale sera de se faire un allié de l'*inconscient* (petit gardien). Celui-ci doit être « apprivoisé » par une approche bienveillante pour devenir un guide efficace de ces régions étrangères au sens commun.

4. L'établissement du traitement correspondant (*la mise en forme*)

Le travail exploratoire en amont se concrétise par l'établissement d'un traitement adapté à l'étape en cours. Chaque nouvelle étape nécessite une méthode différente et la progression dans la Thérapie fait apparaître un renouvellement constant des soins. Tout change tout le temps, en prenant en compte la spécificité des phénomènes nouveaux rencontrés.

C'est par un processus d'abrasement répété qu'on érode les erreurs, les douleurs, les manifestations nuisibles qui génèrent de l'inconfort au quotidien. Le temps est ici l'élément déterminant.

5. Les protocoles de tests *(vérification)*

Pour finaliser un traitement efficace, il est obligatoire de lui adjoindre une méthode de suivi des résultats qui permette de vérifier en continu l'effet produit. Chaque étape nécessite donc à son tour la mise en place de nouveaux tests de radiesthésie qui permettent de définir une échelle de valeurs adaptée.

6. Le bilan global chiffré *(validation)*

A la fin de chaque protocole, les bilans relatifs aux différentes étapes valident le traitement correspondant. Ces bilans nécessitent la prise en compte de résultats constamment réajustés en rapport avec la variété des niveaux de soins et de leurs objectifs respectifs.

7. La vision d'ensemble *(organisation)*

Toutes ces étapes mises bout à bout finissent par former un schéma qui se précise peu à peu. Finalement, on voit apparaître un tableau complet à la manière d'un puzzle, où chaque pièce s'emboîte dans la suivante pour démontrer un tout cohérent. Il se présente sous différentes échelles de niveaux où les structures macroscopiques sont appuyées sur des composantes infinitésimales. Ce tableau complété de la structure psychique individuelle s'avère être en accord avec l'histoire personnelle de chacun et on peut s'y projeter dans son intimité et sa singularité.

8. Conclusion

Rien au départ, ne laissait prévoir une telle ampleur de résultats. En effet, il n'y avait aucun indice préliminaire permettant de comprendre le véritable enjeu de cette recherche, dont le projet était simplement défini ainsi :

- *Trouver* le moyen le plus efficace pour sortir de la névrose ordinaire qui gâche la vie en provoquant maladie, mal-être, fatigue, souffrance et douleur.
- *Permettre* de se dégager des tendances mécaniques malsaines qui empoisonnent le quotidien par la « nécessité » de se convaincre, de se mentir, de s'enorgueillir, de se duper soi-même.
- *Exprimer* la spontanéité de l'être grâce à la certitude intérieure de sa propre force retrouvée, de sa réelle valeur en tant qu'individu unique.
- *Comprendre* la réalité du lien avec sa nature supérieure.

Le mode d'avancement induit par ce travail peut être décrit comme un tapis roulant qui se déroulerait devant soi, tel un système d'engrenages qui produit une progression automatique et autonome sur laquelle on n'a aucune autre maîtrise que de la suivre pas à pas, et qui ne s'arrête qu'à la fin de la Thérapie.

Ce long voyage à travers les programmes psychiques une fois terminé, le *passage du seuil* de l'inconscient se referme aussitôt derrière soi. Surprise ! Cela faisait près de six années qu'il était resté ouvert !

Mais le miracle continue. A partir de cette *nouvelle frontière* des possibles, d'autres formes de traitements peuvent maintenant être mises en place grâce à la capacité enfin acquise de passer le seuil sur demande. Les *Praxis,* différents programmes proposés après la Thérapie des Clés© permettent à leur tour de continuer le travail sur soi sous une autre forme tout aussi ambitieuse.

***

Chapitre VIII
Une thérapie vibratoire (1)
Principes

Mise au point préliminaire

Il est utile de rappeler que la Thérapie des Clés© n'a pas de visée thérapeutique directe et ne concerne pas la maladie. N'étant pas une psychothérapie, elle ne répond pas non plus à une demande de prise en charge spécifique.

Contrairement à une offre de soin en réaction à un mal avéré, la Thérapie des Clés© est plutôt un art de vivre fondé sur le constat incontournable que l'être humain est le résultat d'une organisation vibratoire cohérente.

Sa pratique présente fondamentalement un triple objectif :

- apporter des solutions énergétiques par le renforcement régulier et constant de toutes ces fréquences qui nous constituent,
- induire une ouverture progressive de la conscience,
- obtenir la capacité d'accéder à une connaissance de soi aiguisée.

Ces aspects majeurs de l'existence procurent à chacun une réelle capacité de vivre plus pleinement sa vie.

D'autre part, la Thérapie des Clés repose sur quatre grands principes qui en définissent l'originalité de sa théorie :

1. Principe de la forme : les cellules de base,
2. Principe du fond : l'organisation électromagnétique en trois étages,
3. Principe du séquencement : l'ADN psychique virtuel,
4. Principe de la stratification psychique : les niveaux de la manifestation.

1ère partie : LA FORME ET LE FOND

I – PRINCIPE DE BASE : LA FORME

Tous les êtres vivants sont bâtis sur un même modèle biologique avec un corps physique composé de *cellules* qui en soutiennent la structure. Ce sont les plus petites ***unités physiques*** de base aptes à exprimer la vie. On distingue quatre types de cellules : épithéliales, conjonctives, musculaires et nerveuses.

De leur côté, tous les êtres humains présentent un mode de comportement psychique calqué sur un schéma général semblable, perçu comme l'émanation de l'activité neuronale. Celle-ci est gérée par différents centres de commandes répartis sur trois étages : système nerveux central, système sympathique et système parasympathique, ou encore, cerveau humain, cerveau mammalien et cerveau reptilien ou instinctif.

La conscience psychique génère la notion « d'existence », qui précède toute manifestation de la « conscience d'être » (voir le chapitre V) laquelle installe le besoin d'espérance à vivre. Toutes les personnalités humaines étant à la fois totalement semblables et totalement différentes, représenter son absolue spécificité pour chaque être humain est un enjeu très difficile à modéliser. Aucune des formes descriptives de la psychologie n'y est vraiment parvenue avec la finesse nécessaire pour permettre de se reconnaître.

Pour contourner cette difficulté, la Thérapie des Clés© s'appuie sur une forme de modélisation tout à fait originale. En reprenant le même schéma général que celui de la structure physique du corps, elle met en évidence une organisation similaire appuyée sur des *cellules de base* et dont on distingue également quatre types : ce sont les ***unités psychiques***.

C'est le *thème personnel*[19] qui en détermine les typologies respectives donc leurs capacités d'influence et leur niveau de manifestation.

Les quatre types d'Unités Psychiques sont :

1. **Type A** – Supports de la personnalité active dans son aspect mental

[19] Sa description, son intérêt et ses enjeux seront donnés plus loin.

Ce type d'Unité Psychique soutient *l'intellectualité* avec pour fonctions l'idéation et les pensées. Organise les comportements par comparaison et choix en s'appuyant sur un savoir ; le style personnel qui élimine, coordonne, innove mais aussi juge ; la tendance générale, les troubles de la personnalité.

Les systèmes de croyances : personnel, familial, social, racial.

Le domaine de l'*ego* : Les limites individuelles, l'adaptabilité.

2. **Type B** – Expression passive de la sensibilité et de l'intimité

   L'affectivité est le résultat des émotions et des sentiments personnels nuancés. C'est le domaine des dualités d'opposition :

   Attirance/répulsion, acceptation/refus.

   Tout est possible et son contraire : identification, discrimination, adaptation, compensation, opposition…

3. **Type M** – Concerne des aspects de guidage et d'orientation générale

   Ce type d'Unité Psychique manifeste les tendances *instinctives* et *motrices* dans la gestion de sept grands thèmes de l'existence qui sont des cadrages rigides de la personnalité en rapport avec la *vibration de naissance* :

   1- Capacité de concrétisation : Principe de la Libération des liens
   2- Capacité de décision : Principe de la Force intérieure
   3- Observation et compréhension : Principe de l'Apprentissage
   4- Acceptation des opposés : Principe de la Perfection
   5- Charge des empreintes douloureuses : Principe de la Lucidité
   6- Puissance de l'amour : Principe de l'Unité
   7- Fiabilité et détermination : Principe de la Vocation

4. **Type D** – Tendances comportementales et émotionnelles

   Tout ce qui concerne *la motricité* avec pour fonctions : les grands marquages instinctifs qui commandent nos styles de comportements dans un moment et un espace donné, l'élan spontané ou le retrait stratégique comme mode habituel de fonctionnement. Mais aussi, la manière très personnalisée d'exprimer et d'éprouver la souffrance.

Toutes les *Unités Psychiques* sont associées entre elles par des structures multiformes qui permettent à leur tour de décrire les comportements habituels, occasionnels ou paradoxaux de la personnalité unique concernée. C'est l'ensemble des trente-huit Fleurs de Bach[20] qui en est les supports.

II – PRINCIPE DE BASE : LE FOND

On a longtemps défini l'activité psychique comme étant essentiellement immatérielle. Cependant, on admet que cette activité est en même temps neuronale et que sa caractéristique bioélectrique enclenche en permanence une série de décisions dont les chemins proposés se révèlent infiniment variés. En fait, nos choix de chemins étant fonction de nos expériences, nos décisions auront tendance à se refonder sur les mêmes intérêts subjectifs de principe selon :

- Le plaisir[21] qu'on y prend, différent pour chacun,
- Le goût personnel ou l'appréciation qu'on en a.

Nous sommes persuadés être volontairement à l'origine de ces choix puisqu'ils semblent placés sous la dépendance de notre libre arbitre. Cependant, quand on constate la continuité qui existe entre les plans physique et psychique, on découvre qu'une relation de cause à effet rebondit sans cesse entre l'un et l'autre.

Cette même activité neuronale trouve sa concrétisation en bout d'une chaîne de décisions enclenchées par le cerveau et initialisées dans le corps physique au niveau cellulaire. C'est ainsi que l'explique le docteur en neurobiologie et écrivain Jean-Didier Vincent[22], qui démontre que l'amour et la haine, la faim et la soif, le plaisir et la douleur, empruntent les mêmes voies neuronales et sont décidément inséparables. Il en est profondément convaincu, les émotions et comportements ne peuvent se comprendre que si l'on en termine avec les vieilles dichotomies visant à séparer le corps et l'esprit.

La manifestation primordiale de ce « langage du corps », placée sous l'emprise rigoureuse des <u>comportements instinctifs et moteurs</u> (donc sous la dépendance du premier centre psychique[23]), est à l'origine de ce que l'on

---

[20] Chaque *Fleur de Bach* est ainsi assimilée à une *brique psychique* déterminant une vibration unitaire constitutive d'ensembles définis actifs et/ou passifs, conscients et/ou inconscients.
[21] Ce terme est à prendre au sens métaphorique c'est-à-dire qui définit le « plus » par rapport au « moins ».
[22] Vincent Jean-Didier, « Biologie des Passions » Editions Odile Jacob, Sciences (2002)
[23] La description des centres psychiques en rapport avec les trois cerveaux sera donnée plus loin.

appelle habituellement « l'inconscient », terme consacré accepté par tous. Par exemple le rougissement, qui est la manifestation spontanée et visible d'un conflit préexistant, ne répond pas à la volonté du sujet. Ou encore pour être efficace, la capacité de réceptivité suppose qu'elle soit libérée des tensions sous-jacentes et une attitude corporelle tendue démontre un probable désaccord entre les postures et les paroles.

On va pouvoir interpréter aisément ce langage du corps, révélateur de nos dispositions et attitudes, grâce au décryptage des *Unités Psychiques* qui le soutiennent et le rendent significatif. C'est là un des aspects très prometteurs de la Thérapie des Clés©.

2ème partie : LA RÉVOLUTION PSYCHIQUE

III – LES DEUX LOIS COSMIQUES FONDAMENTALES

A la racine de l'ancienne connaissance qui fait l'objet de la Gnose universelle[24], deux principes fondateurs définissent l'ensemble de tous les processus actifs dans l'Univers :

1/***La Loi de Trois***, qui décrit les conditions de la création et de la manifestation des phénomènes dans l'espace. Exemple : le père, la mère, l'enfant.

2/***La Loi de Sept***, qui concerne leur évolution dans le temps. Elle est la marque d'une complétude dans un cadre donné fini, par exemple les sept jours de la semaine[25].

IV – LA LOI D'OCTAVE[26]

Cette connaissance millénaire, en procédant de la *Loi de Sept*, définit le mouvement de propagation des fréquences ondulatoires dans tout l'univers en y inscrivant des modalités de variations qui suivent le schéma descriptif suivant, quel que soit le modèle choisi :

« *A partir d'un certain moment, les progressions ascendantes ou descendantes des vibrations se font plus lentes. Après ce ralentissement*

---

[24] Connaissance transmise par les enseignements initiatiques depuis la haute Antiquité.

[25] Régine Ottobrini « *In Limine. Sur le Seuil* » manuscrit de travail non publié (2003)

[26] Boris Mouravieff, « *Gnôsis. Cycle exotérique* » pp.115-121, Editions A La Baconnière (1969 et 1996)

temporaire dans la montée ou la descente, les vibrations reprennent leur cours antérieur et montent et descendent régulièrement jusqu'à ce qu'un nouveau freinage se produise dans leur développement[27]. »

C'est un chemin qui dévie et tourne mécaniquement sur lui-même dans un processus perpétuel d'évolution en boucles. Sous l'influence de cette loi, toute action engagée se déroule selon des cycles.

- C'est ainsi que se trouve inscrite en toute chose, la loi de l'éternel retour.

V – L'OCTAVE MUSICALE

On entend par octave le doublement des vibrations de départ.

Toute gamme majeure est définie par deux pentacordes identiques, dont la structure est de trois tons et un demi-ton. Cette même organisation se retrouve dans toutes les gammes majeures à la condition de respecter l'ordre des intervalles par les dièses et dans toutes les gammes mineures par l'ordre des bémols. Ce principe est la résultante de la constante ondulatoire universelle.

Pour la gamme majeure de **Do**, il y a deux demi-tons placés entre les notes **Mi** et **Fa**, et **Si** et **Do** et un ton plein entre chacune les autres notes selon le modèle :

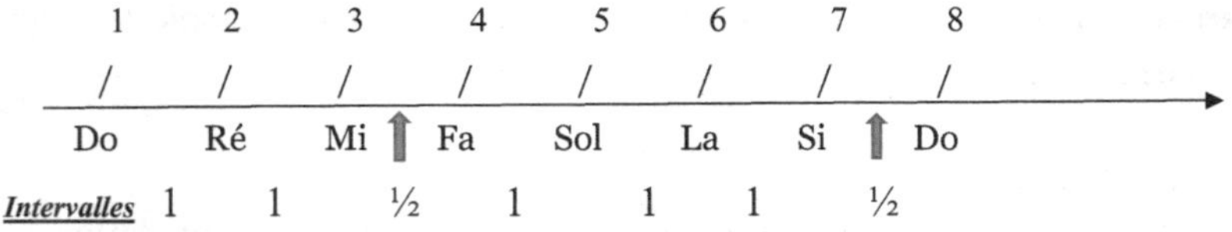

Figure - Ligne de développement des vibrations

Les divers échelons de l'octave montrent l'accélération et le ralentissement de son développement à différents moments. Le huitième échelon est la répétition du premier avec un nombre double de vibrations.

[27] Ouspensky « Fragments d'un enseignement inconnu » p. 183, Editions Stock (1998)

VI – L'OPAC ou LE CYCLE DE REVOLUTION PSYCHIQUE

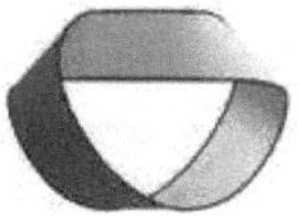

Le psychisme n'est pas un état statique mais un processus dynamique en perpétuel mouvement. Il ne se présente pas comme une ligne droite se perdant vers l'infini, mais plutôt comme un ruban de Möbius qui se reboucle sans fin.

On ne peut donc l'aborder que par le mouvement.

Selon notre modèle, le psychisme pourrait être formalisé sur un principe d'écoulement vibratoire similaire à l'octave musicale, avec des cycles répétitifs perpétuels. Cela a l'avantage de garantir la préservation des mémoires-codes, tout en permettant leur modification et leur évolution sous certaines conditions.

La spécificité de la *tonique*, variable en fonction de l'évolution personnelle, est assimilée à une signature individuelle. Les dissonances qui pourront apparaître par déviation de sa ligne directrice, seront toujours sources de malaise voire de maladie. Connaître la cause de ce manque d'harmonie et pouvoir y remédier permet d'en faire disparaitre les manifestations.

- Seul un bon niveau d'adéquation avec la signature vibratoire individuelle autorise de la révéler correctement ou pas.

C'est ici une forme de gageure dont la plupart d'entre nous sont les victimes inconscientes.

A. Format de l'octave individuelle

Elle est appelée *Octave Psychique Active Cyclique* (**Opac**). Pour conserver la constante de rapport d'écoulement des vibrations, par commodité la tonique est toujours attribuée à la note Do, qui se présente donc ici comme une valeur symbolique universelle. L'Opac est le support vibratoire de toutes les mémoires-codes sur lesquelles s'appuient tous les programmes de comportements.

L'enchaînement de quatre octaves est nécessaire pour refermer le cycle complet d'écoulement des fréquences de l'état de veille, et relancer une nouvelle série répétitive.

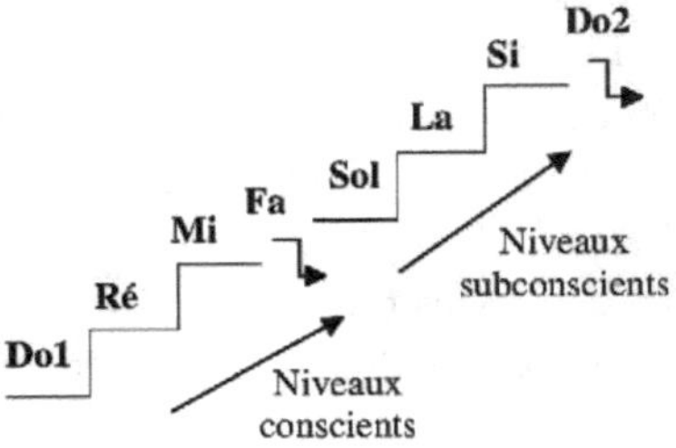

Figure 2– Déviations de la propagation vibratoire de l'Opac

B. Niveaux actifs conscients

(1) L'écoulement vibratoire démarre à partir de **Do1** qui définit la tonalité appuyée sur la note de naissance individuelle (fondamentale) qui nous caractérise.

(2,3) La note **Ré** marque la progression des tendances psychiques dynamiques et la note **Mi** confirme la continuité de l'expression individuelle personnelle (*prévalences de l'acquis*).

C. Niveaux passifs subconscients

(4) Avec la note **Fa**, le ralentissement du demi-intervalle provoque une déviation qui détourne l'écoulement ondulatoire et le fait passer dans les niveaux subconscients.

(5,6,7) Les notes **Sol**, **La**, **Si** reliées à l'*individualité*, concernent les tendances discrètes de l'arrière-plan psychique intime (*prévalences de l'inné*).

(8) Le demi-intervalle vers le **Do2** enclenche une nouvelle déviation du flux vibratoire qui repasse sur le plan conscient.

Les quatre enchaînements du **Do** obligent le flux psychique à se retourner progressivement sur lui-même comme un colimaçon. La dernière déviation de la note **Do4** à la fin de la quatrième octave ferme la boucle.

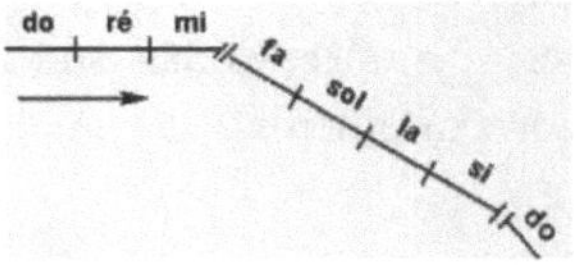

Figure 3 – Courbure du flux vibratoire

Le retour à la note **Do1** de la séquence suivante génère l'octave de redémarrage selon le répertoire, ce qui produit **une progression en spirale** de chaque nouvel enchaînement de quatre octaves[28].

D. Structure rythmique

L'écriture musicale définit une division du temps à l'aide de la *mesure*. Celle-ci désigne un type de structure rythmique qui se répète de manière cyclique et sert à repérer le « temps fort » et le « temps faible ». D'autre part, elle permet de prévoir des altérations du tempo par l'insertion de *syncopes* et de *contretemps,* lesquels sont des aménagements de la mesure.

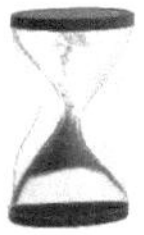

Il est intéressant d'observer cette terminologie sous l'angle de l'Opac, laquelle s'articule sur un écoulement et une durée mesurés et appuyés sur une organisation cyclique répétitive du temps personnel.

E. Impact et influence

L'Opac, qui détermine une forme de « règlement intérieur », peut être perçue comme une forme d'ADN psychique. C'est une chaîne de probabilités déterministes dont l'environnement est un élément essentiel. Elle autorise d'innombrables mécanismes d'associations permettant de produire de nouveaux styles de comportements. C'est comme un clavier de fréquences vibratoires prédéfinies sur lequel on pourrait constamment improviser de nouvelles partitions.

F. Automatisme de répétition

Le mouvement cyclique implique l'obligation d'une éternelle répétition. Elle a pour but de maintenir la tendance stabilisée du comportement, laquelle s'inscrit dans une constance imposée par la persévérance à être.

[28] Il est possible pour les personnes sensitives de constater en soi-même un effet de résonance chaque fois que l'on évoque les processus de l'octave psychique. Si le lecteur est attentif à ses ressentis, il est probable qu'il peut percevoir une sensation particulière qui réveille sans raison apparente des vibrations émotionnelles.

« *Je répète donc je suis*[29] », c'est ainsi que J.-D. Nasio confirme cette tendance inexorable qui n'a d'autre finalité que de rester soi-même toujours davantage.

« *Je suis ce que je répète*[30] ». La notion d'identité impose l'éternel retour de l'ancien qui permet méthodiquement de la conforter. Alors le sentiment d'être soi-même se perpétue et se renforce à travers chaque répétition.

VII - PRINCIPE DE BASE : LE SEQUENCEMENT

L'*Octave Psychique Active Cyclique* est constituée de sept séquences (appelées *Filtres*) sur le modèle de l'échelle vibratoire des sept notes de la gamme musicale, et se présente comme une forme d'ADN psychique virtuel individuel enroulé sur lui-même.

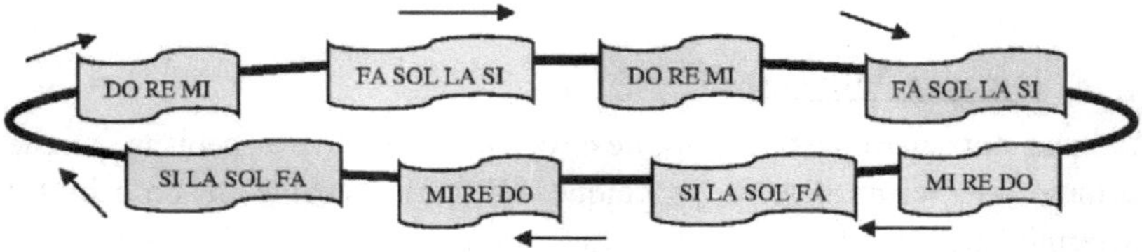

Selon ce postulat, chaque note définit un domaine d'action spécifique :

Do[31]	Domaine du catalogue : **le répertoire personnel**
Ré – Mi	Domaines actifs de la personnalité : **le caractère**
Fa	Domaine de l'origine génétique : **l'hérédité**
Sol – La	Domaines des affects et de l'intériorité : **la sensibilité**
Si[32]	Domaine de l'immanence : **les leçons de vie**
Do	**Retour** à la référence propre (répertoire)

[29] J.-D. Nasio « L'inconscient, c'est la répétition ! » p. 34, Editions Payot & Rivages, Collection Désir (2012)
[30] *Ibid.* p. 36
[31] C'est la note supportant certains aspects de la vibration personnelle
[32] C'est la note définissant certains aspects de la vibration d'incarnation

A la manière d'une chaîne de vélo, l'Opac agit comme une courroie d'entraînement pour faire « tourner » les processus neuronaux dans les trois centres psychiques (assimilés à des cerveaux).

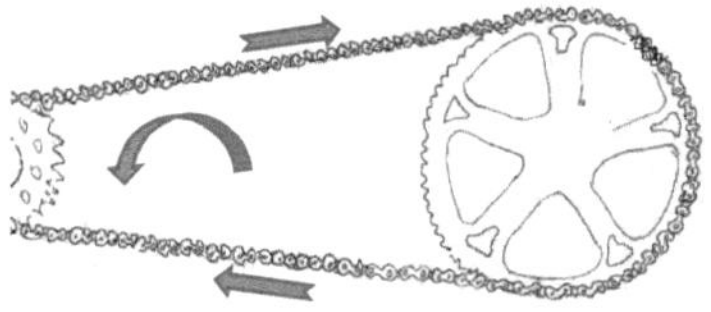

Figure 4 – Le mouvement cyclique perpétuel

Durant le sommeil, quand la tension psychique chute, la « chaîne » se relâche et le « système d'exploitation » de l'activité consciente se déconnecte (organes des sens, respiration, sensations) pour laisser la place à la position « mise en veilleuse ». Les programmes, aussitôt libérés de la rigueur des contraintes répétitives, envahissent l'espace intérieur devenu disponible et passent en mode créatif pour donner libre cours à leur « frénétique besoin de fantaisie » en générant les *scénarios de rêves*, lesquels sont la plupart du temps d'origine psychique.

VIII – PRINCIPE DE BASE : LA STRATIFICATION PSYCHIQUE

A- Horizontale : les liens entre le corps et l'esprit.

La différence entre le « physique » et le « psychique » se définit par le niveau de manifestation : cristallisé dans la forme biologique pour le premier, vibratoire dans la forme électromagnétique pour le second. On ne pourra jamais voir les *Unités Psychiques* au microscope quelle que soit la taille de grossissement, et pourtant chacun reconnaît l'évidence absolue de sa sensation d'être là, ici et maintenant, confortable ou non, paisible ou non, sincère ou non.

- L'état intérieur ressenti nous informe en continu sur notre réalité présente.

Chacun peut constater la grande variété de ces ressentis, qui manifestent simultanément des états parfois contradictoires voire antinomiques.

Exemple : Apprécier manger un bon repas et en redouter les conséquences à court ou moyen terme. Il y a en même temps une acceptation et un refus, ce qui produit au final une sensation inconfortable d'ambiguïté.

Ces constants processus de torsions génèrent au fil du temps les « distorsions » innombrables dans nos dispositions naturelles. Car ces aspects psychologiques s'expriment toujours sur plusieurs niveaux par résonance.

Exemples : La manifestation de la *colère* agit sur le foie et sur le cerveau, la *contrariété* provoque la migraine, l'*angoisse* des serrements de gorge. La *dépression* attaque l'amplitude respiratoire, tandis que la peur génère des douleurs abdominales. Les *peines affectives* ont des répercussions sur le cœur.

La liste des correspondances va des plus petits symptômes jusqu'aux plus graves. C'est ainsi que la libération de neurotransmetteurs et d'hormones est la réponse de l'organisme au stress. Cependant en cas de situation d'hyper-stress, la sur sollicitation engendrée risque d'altérer ce système de défense, qui met alors lui-même la santé en danger[33]. La « boule au ventre » n'est pas une forme d'illusion psychosomatique…

On peut en déduire que :

- Les états psychiques neutres manifestent une paix intérieure confortable. Les niveaux vibratoires internes sont stables.
- Les états mentaux ou émotionnels négatifs provoquent une agitation au plan vibratoire qui entraîne sa chute vers les basses fréquences en générant une irritation corrosive du milieu intérieur.

Plan physique et plan psychique étant foncièrement intriqués, toute action portée sur l'un rejaillit sur l'autre. Les interactions multiples sont encore aggravées par la complexité de leurs étages respectifs de manifestation.

B- Verticale : les étages encodés de l'expression psychique

Les quatre types d'*Unités Psychiques* sont à la fois versatiles, obstinés et doués d'ubiquité car ils s'expriment en permanence sur les différents niveaux qui se superposent dans une organisation interactive et progressive :

Niveau 0 : Conscience de veille. La surface (corps + personnalité).

Niveau 1 : Organisation neuronale (les trois « cerveaux » organisateurs des trois *centres psychiques* décrits plus loin). C'est ici que s'articule la

[33] « Le mécanisme de production d'interférons est protecteur, mais peut devenir destructeur lorsque son activation persiste dans le temps… Produits de façon continue, les interférons deviennent de véritables bombes pour le système immunitaire. » Jean-Philippe Herbeuval, Directeur de Recherche au CNRS.

personnalité avec ses pensées, ses affects, ses émotions, ses comportements et ses tendances.
Niveau 2 : La chaîne vibratoire des programmes (l'*Opac*)
Niveau 3 : Les systèmes de codifications complexes (les *Filtres*)
Niveau 4 : Les briques élémentaires, qui sont les quatre types d'*Unités Psychiques* (les 38 Fleurs de Bach)

❖ Chacun de ces étages fait l'objet à son tour du travail sur soi proposé ici.

Niveau O : LA SURFACE
(Le corps et la personnalité)

Sous-couches interactives d'organisation de la conscience psychique

Niveau 1 : LES CENTRES PSYCHIQUES
L'ORGANISATION DE LA PERSONNALITE

Niveau 2 : L'OPAC
L'ADN PSYCHIQUE

Niveau 3 : LES FILTRES
LES PROGRAMMES PSYCHIQUES

Niveau 4 : LES UNITES PSYCHIQUES
LES BRIQUES PSYCHIQUES

Figure 5 – Les quatre couches de la stratification psychique

Les Fleurs de Bach, en leur qualité d'*Unités Psychiques* spécialisées selon les variations autorisées par leur type (A, B, M ou D), trouvent leur utilisation dans les multifonctionnalités qu'elles autorisent. Par les nombreux schémas et organisations possibles, sont rendues visibles la grande variété d'expression du psychisme et ses fortes tendances répétitives, redondantes et paradoxales.

C- <u>Transversale</u> : Les trois centres et les trois cerveaux

1° <u>Organisation</u> des centres psychiques

Concernant l'organisation de la personnalité voici ce que dit la Tradition : « *Elle est un organisme et comme tel, elle a une structure*[34] ».

La vie se manifeste par trois grands courants : d'abord la vie végétale des instincts, puis la vie animale des sentiments et enfin la vie humaine de la pensée. On retrouve ces trois grands courants dans la vie psychique, répartie en trois centres : 1/instinctif et moteur, 2/affectif et émotionnel, 3/intellectuel et mental.

« *Chaque centre dans son domaine répond parfaitement aux besoins de la vie intérieure et extérieure de l'être humain*[35]. »

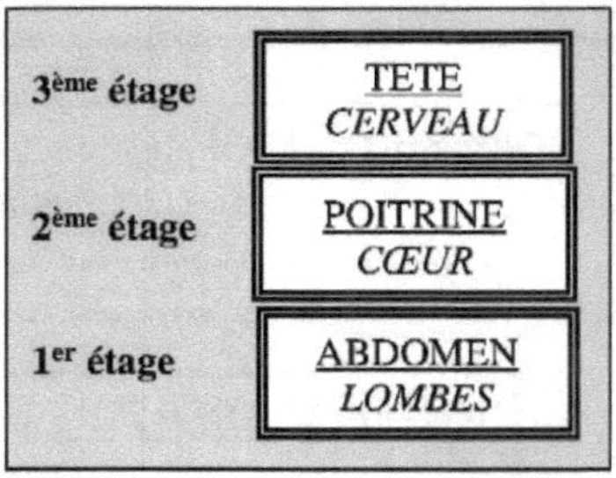

On peut faire le rapprochement avec les trois étages de la conscience décrits par la psychanalyse.

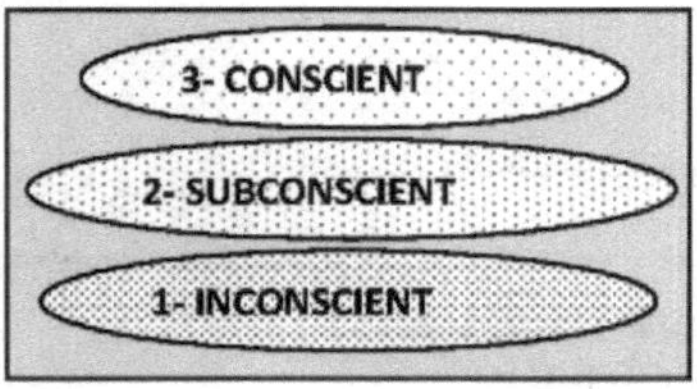

[34] B. Mouravieff « Gnosis » tome 1, p46
[35] *Ibid* p. 32

2° <u>Fonctions</u>

Chacun des centres exerce une fonction qui assure notre vie courante :

a) *L'instinctivité*, avec pour fonction la survie de la vie organique et tout le travail interne de l'organisme.

b) *La motricité*, avec pour fonction l'animation des mouvements externes et internes de l'organisme.

b) *L'affectivité*, avec pour fonction les émotions et les sentiments.

c) *L'intellectualité*, avec pour fonction l'idéation et les pensées.

d) Une cinquième fonction participe à notre vie ordinaire, c'est *la sexualité*, qui a son centre distinct.

3° <u>Activités</u>

Les centres et leurs fonctions constituent un ensemble complexe. Ils sont à la fois récepteurs d'énergie, enregistreurs, transformateurs, sélecteurs et émetteurs.

Chaque centre a sa mémoire propre. Tout ce qui nous arrive, tout ce que nous voyons, entendons, faisons, apprenons y est enregistré, comme une empreinte plus ou moins profonde ou superficielle. Ces impressions des différents centres sont mises en rapport, au niveau du mental, par les associations. Ainsi les impressions présentant certaines similitudes s'éveillent mutuellement selon un phénomène de résonance.

Les trois centres sont en interdépendance permanente, de sorte que tout mouvement de l'un d'entre eux entraîne automatiquement la réplique des deux autres. Les *Unités Psychiques* (Fleurs de Bach) sont réparties dans les centres et la position qu'elles y occupent est déterminée par leur type et leur rôle respectifs. Voilà un des secrets majeurs de la Thérapie.

4° <u>Déviances</u>

Toutes les déviations d'orientation des centres psychiques sont génératrices de névroses par la permutation pathologique et la translation de leurs fonctions respectives. Ces phénomènes, massivement généralisés, sont toujours générateurs de perversions énergétiques, physiologiques et psychologiques.

5° Le Centre sexuel

Dans des conditions normales, il établit des rapports harmonieux avec tous les autres centres. Cependant, il est trop souvent à l'origine de désordres énergétiques.

6° Les Centres spirituels

Il existe deux centres non psychiques, peu actifs chez l'homme ordinaire et qui ne seront pas abordés ici :

- *Le centre émotionnel supérieur* : il rayonne la joie par l'ouverture du cœur et permet l'accès au niveau de la conscience du Moi réel, individuel.
- *Le centre mental supérieur* : il se manifeste par la fulgurance des pensées intuitives. Il permet la participation au Moi universel.

Ces deux derniers centres ensemble représentent véritablement notre Âme.

❖ C'est en parvenant à détendre et harmoniser toutes ces composantes que nous pourrons les faire cohabiter sans conflits, pour notre plus grand bénéfice.

3ème partie : ACCÉDER À LA CONSCIENCE PSYCHIQUE

IX – LE PROBLEME

De même que le corps physique s'appuie sur différents systèmes pour gérer son fonctionnement (ex. système nerveux, système endocrinien, système digestif, système circulatoire…), l'organisation de la personnalité s'est mise en place en développant à son tour des structures spécialisées « complexes[36] ».

Les divers évènements perturbateurs survenus depuis la naissance (y compris la gestation et la conception), sont à l'origine de mémoires qui peuvent engendrer à leur tour des déviations du caractère et du tempérament et se manifestent par des troubles de la personnalité.

Dans la pratique, on constate de fait que les erreurs et les déviations accumulées sont si nombreuses qu'elles déforment assez l'expression de la personnalité concernée pour la rendre méconnaissable par rapport à son schéma de principe.

[36] On peut accepter ici les deux sens de ce mot : tendance déviante et/ou forme élaborée appuyée sur différents éléments interactifs.

X – LA SOLUTION

L'être humain a développé quantité de moyens pour se soigner et traiter ce problème, dont il a toujours eu conscience au fond de lui. Il SAIT que ce qu'il manifeste à l'extérieur n'est qu'un reflet de ce qu'il EST à l'intérieur. C'est d'ailleurs une des causes principales de sa propre difficulté à se comprendre. Pour résoudre cette question, il est nécessaire de descendre au niveau fondamental le plus profond qui réside au cœur même de la *cellule*. C'est le premier niveau générateur de la conscience psychique[37].

Cependant, les techniques de descente dans l'inconscient le plus épais du corps étant très difficilement abordables, il devient vite évident qu'on ne pourra pas régler le problème de cette manière ! Il faudra au contraire mettre en place un moyen aisément reproductible permettant de définir des zones de travail progressives et échelonnées selon le modèle :

déséquilibre > pathologie > thérapie > compensation.

Par sa capacité à atteindre les <u>structures de base du psychisme</u> assimilées à des « programmes encodés », la Thérapie permet de détourner le problème et d'enclencher un processus de rétablissement de ces déséquilibres fondamentaux.

Quand on observe les organes du corps physique, on voit qu'ils ont des rôles respectifs interdépendants et interactifs qui sont parfaitement assimilables à des programmes :

Exemples : le rôle du cœur est de brasser le sang. Le rôle des poumons est de filtrer l'air. Le rôle des reins de filtrer le sang. Chacun de ces organes est dédié à une tâche qui lui est propre, mais surtout ils agissent ensemble en totale synergie. C'est justement cela qui fait leur valeur car pris séparément et isolés du tout, ils ne présentent plus guère d'intérêt.

De même, les « programmes psychiques » sont également interdépendants et interactifs. C'est bien à ce niveau qu'il faut agir, car c'est ici que beaucoup se joue ! Mais ce sont des structures verrouillées normalement inaccessibles...

---

[37] Satprem « *Le mental des cellules* » Editions Robert Lafont (1981)

On ne répare pas le psychisme souffrant comme un organe endommagé, sur une table d'opération. Ce ne peut être qu'une affaire de temps et de patience. Seulement après un travail préparatoire de deux années, la Thérapie des Clés© peut finalement accéder au « sanctuaire » et jouer son rôle de modération, d'apaisement et de restauration.

XI – LE PASSAGE DU SEUIL

Dans le monde intérieur psychique, il existe une frontière réputée infranchissable et inviolable entre le « dehors », où s'exprime la conscience de veille, et le « dedans » où règnent les états multiformes de l'inconscient. Cette ligne est assimilée au « seuil de conscience ». On trouve dans les enseignements ésotériques traditionnels, une notion très expressive de « gardien du seuil », lesquels seraient au moins au nombre de deux : le Grand Gardien, qui protège l'entrée des mondes spirituels, et le *Petit gardien* qui verrouille le passage vers les domaines de l'inconscient.

Voilà ainsi nommé notre *enseignant intérieur personnel* !

C'est bien lui que l'on va devoir affronter (le mot n'est pas trop fort) et le soutien permanent de la Thérapie sera certainement d'un grand secours. Nous savons tous comment les « leçons de vie » qu'il nous procure sont parfois cuisantes…

- Il s'agit ici de révélations sur soi-même par l'accès direct à ses propres programmes, avec la mise à jour des systèmes de comportements encodés, de leurs racines et de leurs conséquences.

L'accès modulé à cette connaissance sur une durée de six années (après les deux années de préparation nécessaires pour y accéder), se voit récompensé par la correction progressive des différentes structures-programmes, qui vont venir s'aligner plus harmonieusement sur leurs objectifs d'origine, quels qu'ils soient. Chacun y gagne en souplesse, en fluidité et en bien-être d'une manière considérable, tout en restant parfaitement conscient de ses limites, de ses erreurs et de ses manques.

D'autre part, les faux comportements antérieurs étant éliminés, tout devient plus simple, ce qui permet de libérer de nouvelles énergies et d'installer naturellement une meilleure santé. Cela ne fera que s'améliorer au fil du temps, quel que soit l'âge des personnes et leurs états respectifs de départ.

XII – QU'ESPERER ?

Un grand avantage du travail sur soi réussi est de pouvoir s'accepter tel que l'on est, donc être en accord avec ses grâces et ses disgrâces.

- ❖ C'est ce que permet la distance acquise sur soi-même par la traversée progressive des fondements de l'ensemble des *ressorts psychologiques*.

Si on modifie peu l'organisation psychique telle qu'elle s'est formulée à l'origine, cependant on pourra aisément constater d'énormes répercussions sur ses propres capacités et comportements.

Un aspect important est à prendre en considération : c'est la force et le style d'expression du *caractère*. Une personne à tendance agressive ne deviendra jamais une douce créature, ou alors c'est en forçant sa nature. C'est toute l'illusion du travail sur soi par la pensée positive qui prétend transformer par la seule action du mental, le doute en certitude, la faible estime de soi en force, et les tendances réactives en capitulation.

Le véritable travail sur soi se doit au contraire d'apporter la capacité à comprendre et accepter ses tendances profondes, jugées à tort ou à raison comme négatives, fâcheuses ou défavorables, car c'est justement cette acceptation authentique qui permettra finalement de les dépasser grâce au « phénomène d'érosion ». C'est toute l'assistance de la Thérapie des Clés© qui sera ici mobilisée. Il faut encore ajouter que si finalement on n'y arrive pas, ce n'est pas vraiment important, car on peut maintenant faire avec… et s'en porter bien. Pourquoi ?

Parce que la notion essentielle de *relativité* s'est profondément et progressivement inscrite en soi-même, et la réappropriation de son *Ego* comme son meilleur allié en est la clé paradoxale.

***

3ème partie – APRÈS-MIDI

RÉPONSE

Chapitre IX
Un modèle psychique universel

L'ensemble des comportements humains est appuyé sur une structure commune organisée autour d'éléments simples. C'est ce postulat qui caractérise la Thérapie des Clés© et en fait l'originalité.

En utilisant ces *éléments de base* comme pièces de construction, on peut édifier un modèle à la fois général dans ses grandes lignes et individuel dans ses particularités, ce qui autorise un soin adapté à chaque cas individuel.

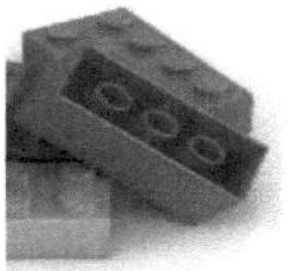
Briques de Lego

I – BASE CELLULAIRE

Tous les principes bioénergétiques qui organisent la structure vivante démontrent ce même schéma hiérarchisé : les particules s'associent en atomes, les atomes en cellules, les cellules en organes et les organes en systèmes, pour finalement présenter une totalité solidaire cohérente et autoprogrammée, le tout étant largement supérieur à l'ensemble des parties.

De la même manière, les états psychiques et les comportements psychologiques qui en découlent se fondent sur des *éléments simples.* On peut les assimiler à des registres de micro mémoires vibratoires. Ils s'assemblent par résonances comme un jeu de construction modulable et sont aptes à se repositionner sur différents styles de combinaisons. Il y a de nombreux modèles d'organisation en rapport avec les différents niveaux psychiques concernés.

On peut en déduire que :

- Contrairement aux apparences, nous exprimons tous des ressentis, des émotions et des pensées différents parce qu'ils sont totalement individualisés car appuyés sur un socle commun mais dont chacun dispose à sa guise.

- Nous sommes tous des expressions variables et fluctuantes d'une même réalité.
- Le fond vibratoire mémoriel d'une personnalité est sa signature inimitable.

Plusieurs orientations tant verticales qu'horizontales permettent de démontrer l'intrication complexe des unités élémentaires, qui se recombinent et se coordonnent entre elles pour manifester des comportements « cohérents » à partir des circonstances, des objectifs et des enjeux. Si cela est la richesse de la personnalité, c'est aussi son drame quand elle est incapable de triompher volontairement de ses schémas cristallisés d'adaptation et de répétition.

II – MANIFESTATION CODIFIEE DU PSYCHISME

Les *unités élémentaires* se rapportent aux trente-huit *Fleurs de Bach,* qui ont l'avantage de pouvoir traduire la quasi-totalité des attitudes et des formulations psychiques par le jeu presque illimité de leurs associations.

- La Thérapie les utilise comme des *ressources informationnelles* en relation avec leurs *fonctions* occupées dans l'organisation globale.
- Le recours ainsi modélisé avec les Fleurs de Bach procure de multiples potentialités d'usages mais il soulève aussi parfois certaines difficultés d'interprétation.

Ces essences florales étant de nature vibratoire, le traitement est uniquement fondé sur des transmissions d'informations sous la forme de fréquences destinées à réparer, éliminer ou ajuster les éléments cibles.

- La propagation énergétique engendrée par l'action du traitement est intense malgré les infimes quantités d'élixirs utilisées.
- La faible amplitude apparente du soin (les « *petites fleurs* » de Bach) se résout par une forte réponse qui permet d'affronter avec succès les résistances primitives souvent farouches du psychisme.
- En effet, la puissance de réactivité défensive opposée pouvant être extrême, il faut recourir à une méthode extrêmement affinée.

III – EXCITATION - REACTION

On constate la plupart du temps, que les échanges vitaux permanents entre corps physique et corps psychique présentent de nombreuses imperfections. Les *tendances de comportements*, pour autant qu'elles soient étayées par des codages insuffisants, impropres ou déviants, démontrent alors des erreurs et autres anomalies.

C'est un des objectifs de la Thérapie des Clés© de s'attaquer de front à ces distorsions. La stimulation vibratoire du psychisme profond interagit simultanément avec le corps physique par ses systèmes d'interface :

Le *système nerveux central* pour les aspects conscients (tête), le *système nerveux autonome* pour les aspects subconscients (thorax) et inconscients (ventre). Les glandes endocrines, les hormones et les neurotransmetteurs sont largement concernés. Le *système immunitaire*, gardien de l'identité et de l'intégrité, y occupe aussi une large place.

IV – MIEUX COMPRENDRE LES SOINS ENERGETIQUES

L'aspect curatif des élixirs floraux est relativement proche de celui de l'homéopathie. Cependant, les différences entre la Thérapie des Clés© et les autres traitements de type énergétique sont très importantes :

- **L'homéopathie agit par le principe de similitude**. Le mal traite le mal, alors que les élixirs floraux agissent par le principe d'analogie : le bien traite le mal. Par l'homéopathie, on ne peut guère espérer apporter des modifications de fond car seule l'élimination du symptôme est visée. Cependant, une pratique conjointe en synergie avec la Thérapie des Clés© sera toujours d'un grand intérêt, qui permet ainsi d'installer rapidement une amélioration remarquable de la santé et de l'état général.
- **Le traitement classique avec les élixirs floraux** procède par recherche d'objectifs : éliminer telle défaillance ou rétablir telle qualité. Il s'appuie sur un état de départ inconfortable qui se projette vers un mieux-être souhaitable. Le traitement, qui ne rentre pas dans un plan d'ensemble, ne peut aboutir à une véritable transformation, indépendante des projections et des attentes. En effet, rien ne permet

à la personne qui démarre un travail sur soi d'anticiper un quelconque résultat en se basant sur ses difficultés et ses attentes actuelles.

- **La Thérapie des Clés©** agit d'une manière intégrative qui englobe ces différents modèles en contournant les problèmes qui leur sont propres. Elle s'appuie sur la complémentarité du médicament avec la compréhension des systèmes de blocages qui ont provoqué les déséquilibres. Elle le fait d'une manière d'autant plus efficace qu'elle agit sur la qualité des fréquences vibratoires constitutives des êtres vivants.
- C'est grâce à l'établissement d'un *thème personnel* de départ, qui sert de feuille de route, que le traitement est parfaitement individualisé. On est donc toujours en phase avec les problématiques spécifiques de la personne traitée. De plus, par son style d'avancement régulier, le soin parcourt sur son passage tous les niveaux et toutes les tendances.

***

Chapitre X
Méthode et Organisation

L'organisation du traitement de la Thérapie des Clés© repose sur un modèle identique pour tout le monde. Sur cette articulation générale commune viennent se placer les valeurs individuelles définies à partir du *thème personnel*, dont l'étude interviendra plus loin.

I – COMPRENDRE LES OBJECTIFS

Le projet est très ambitieux : il se propose de venir à bout des erreurs et des défaillances de programmes, fausses combinaisons et courts-circuits de l'ensemble de la machinerie psychologique donc également énergétique.

Pour cela, il sera nécessaire de :

- ***Dégager*** les blocages psychiques qui découlent chronologiquement des processus d'incarnation, de croissance et d'éducation, laquelle repose à la fois sur l'explicite et l'implicite.
- ***Purifier* et *réactiver*** les supports matériels mais aussi immatériels de la circulation énergétique. Décrits dans les manuels d'acupuncture, ces derniers sont maintenant bien intégrés dans la vision occidentale. Ces flux énergétiques, qui se retrouvent déviés par divers parasitages, ont leur potentiel considérablement diminué et deviennent sources de pathologies pour le corps physique.
- ***Rétablir l'équilibre*** qui a été rompu, responsable d'inhibitions et de manipulations de la conscience (conformités à des valeurs fausses, systèmes de croyances).

II – STRUCTURE ET FORME DES SOINS

La Thérapie des Clés© est organisée en trois périodes appelées *séries*.

Elles définissent un niveau de travail en rapport avec les grands liens et causes de l'existence, en remontant du présent vers le passé. Chaque série comporte différentes *phases,* elles-mêmes découpées en plusieurs *parties* d'une durée variable (de six à douze semaines).

UN CORPS PHYSIQUE	UNE AME	UN ESPRIT
ASPECTS MOTEUR et INSTINCTIF	*ASPECTS* AFFECTIF et EMOTIONNEL	*ASPECTS* REPRESENTATION et INTELLECTUEL
Conscience terrestre **L'existence matérielle**	Conscience lunaire **La sensibilité**	Conscience solaire **La connaissance**
Première série VIE TERRESTRE	**Deuxième série** GESTATION	**Troisième série** CONCEPTION

Figure 5- Structure ternaire de l'être humain et triplicité de la conscience

1. *PREMIÈRE SÉRIE : LA VIE TERRESTRE*

Le déroulement de l'existence depuis la naissance
La mémoire, les souvenirs, les deuils, les espoirs, les renoncements
Les systèmes de croyance
Vision Chrétienne : Notions de foi et de péché

- La transgression - La culpabilité

2. *DEUXIÈME SÉRIE : LA GESTATION*

Les processus de croissance des corps physique et psychique
Les projections, les attentes, les incompréhensions
Les codages de l'inconscient (1)
Le Père et la Mère
La vision Bouddhiste : Notion de dualité

- Le bien et le mal - La joie et la douleur

3. *TROISIÈME SÉRIE : LA CONCEPTION*

Les rattachements spirituels et généalogiques : L'hérédité
La nécessité, la volonté, la capacité, le rattachement, l'immanence
Les codages de l'inconscient (2)
L'Etre
La vision Taoïste : Notion de polarité

- Le plus et le moins - Le centre

III – PREMIERE SÉRIE : AXE *ESPACE - TEMPS*

Elle contient douze parties réparties en trois phases qui définissent la forme adoptée par le traitement et les différentes posologies pour les Fleurs de Bach sélectionnées.

Objectif de travail - Les trois défauts et les trois vertus observés sous leur aspect chrétien de péchés capitaux :

Egoïsme / Altruisme ; Pouvoir / Capacité ; Orgueil /Modestie

Cette série s'inscrit dans un voyage de remontée du temps individuel jusqu'à la naissance, qui n'est autre que l'avènement de l'espace-temps dans la dramaturgie personnelle.

IV – DEUXIEME SÉRIE : AXE *PEUR – ESPOIR*

Douze parties en quatre phases.

Objectif de travail - Les quatre dualités constitutives des enjeux de l'existence :

Plaisir / Souffrance ; Gain / Perte ; Gloire / Honte ; Louanges / Reproches

Cette Deuxième série est axée sur une recherche d'équilibre des dualités tant internes (fréquences vibratoires) qu'externes (conditions d'existence) dans le cadre des huit Dharmas (sentiers d'éveil) du Bouddhisme. Elle démarre après le passage symbolique de la ligne frontière de la naissance pour accéder à l'espace intérieur où s'enracine le psychisme profond.

❖ C'est pourquoi on peut assimiler cette pratique à une "archéothérapie" au sens où elle permet l'émergence progressive des vestiges fondateurs de l'individualité.

V – CONSEQUENCES ET RETENTISSEMENTS DE LA REVOLUTION PSYCHIQUE

Comme nous l'avons déjà évoqué, la structure naturelle de la gamme majeure de Do est utilisée pour formaliser le flux psychique selon le modèle déjà décrit de l'Opac (*Octave Psychique Active Cyclique*).
En présentant l'octave psychique sous la forme de deux unités de base de trois et quatre notes, cela donne : 1-*Do, Ré, Mi*//2-*Fa, Sol, La, Si*//1-*Do*... et on voit apparaître une suite de trois tons pleins et l'autre de deux tons et deux demi-tons.

L'impulsion asymétrique donnée *par le demi-ton* introduit chaque nouvelle unité en modifiant le mouvement démarré avec la progression des *tons pleins* de l'onde de fréquence psychique et provoque sa *déviation*.

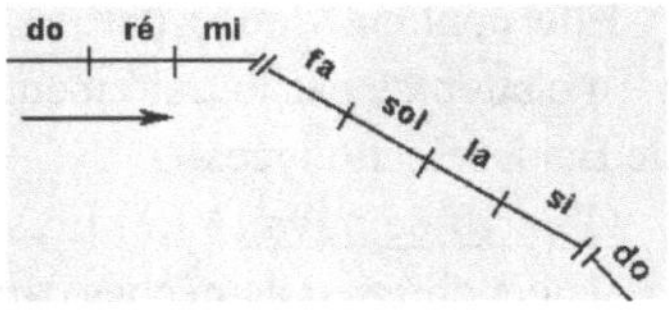

Ces altérations régulières de la fréquence de circulation installent des modulations qui modifient le niveau de conscience car les inclinaisons, en détournant l'écoulement de l'influx psychique, installent *de facto* des fragmentations dans l'identification du Moi. Ce phénomène a pour conséquence une *discontinuité structurelle* de la conscience.

Après une révolution complète de quatre octaves, le *Si final* de la dernière octave fournit l'impulsion sur l'enchaînement vers le *Do* initial du groupe suivant de quatre octaves. Le cycle complet, en apparence répétitif, subit à la fin de chaque tour une dérivation due au recalage de la fréquence sur le *Do initial* de la vibration de naissance (note clé[38]) qui circonscrit *l'octave de référence* et démarre un nouveau cycle, ce qui autorise son évolution dans **la durée subjective** et sa stabilité dans **le temps objectif**.

NB – Il a été observé qu'au cours de la journée, le cerveau change d'activité, d'état de conscience et de rythme toutes les quatre-vingt-dix minutes en passant brièvement par un état de rêve.

---

38 Elle correspond à une tension bioélectrique et génétique déterminantes pour le futur corps physique (Mouvement Gnostique International).

- Toujours identique et pourtant toujours différente, cette *révolution* perpétuelle s'inscrit dans une progression hélicoïdale autour de son axe de rotation, lui-même en mouvement relatif.
- On n'est pas ici dans un espace Euclidien uniforme avec un temps linéaire qui coulerait toujours égal à lui-même. Au contraire, on pourrait concevoir qu'à l'égal de la physique de la *cinématique du point*, on observe des ralentissements ou des accélérations du *mouvement d'entraînement* (aspects du premier centre psychique : instinctif et moteur) ou du *mouvement relatif* (aspect du deuxième centre : affectif et émotionnel), ce qui suscite une perception constamment actualisée (aspect du troisième centre : mental) à l'intérieur d'un temps immuable et dans une durée subjective, de la sensation intime de la durée.
- Ce modèle pourrait expliquer pourquoi nous ne sommes pas « sur la même longueur d'onde » les uns avec les autres, étant rarement calés sur le même référentiel…

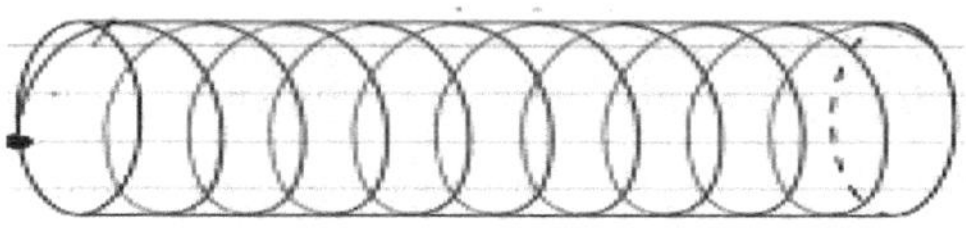

Figure 6 - Exemple de trajectoire hélicoïdale. Dans ce modèle, chaque nouvelle révolution intervient après une série de quatre octaves.

VI – TROISIEME SÉRIE : AXE *DE L'EQUILIBRE*

Dix parties réparties sur trois phases.

La Troisième série de la Thérapie se consacre aux deux notes concernées par les deux *demi-tons* de l'octave psychique :

- La note *Fa* est introduite par le demi-ton qui marque la rupture avec la séquence d'entrée. Elle supporte les mémoires-programmes actives dynamiques qui concernent *la conformité* (aspects de la lignée).

- La note *Si* est suivie par le demi-ton qui marque la rupture avec les états passifs subconscients. Elle supporte les mémoires-programmes qualitatives et se rapporte *aux injonctions* (aspects de la capacité).

Les programmes-codes supportés par ces deux notes sont inscrits dans des répertoires immuables et invariables de l'inconscient profond.

> ➢ Ils verrouillent les fondements du troisième centre psychique (mental) pour la note *Fa*.
>
> ➢ Ils se distribuent dans tous les centres psychiques où ils introduisent des potentiels de fragilités pour la note *Si*.

VII – DISTRIBUTION DES ENCHAÎNEMENTS ALTERNATIFS

L'organisation psychique ainsi proposée, qui s'articule autour des sept programmes-sources dédiés aux différents domaines de l'existence, définit deux critères de répartition : des secteurs actifs conscients et des secteurs passifs subconscients, encadrés par les ruptures de rythme des deux demi-tons.

Spécificités des notes appuyées sur les tons entiers :

Notes *Do, Ré, Mi* : La vie consciente de la Manifestation

Je FAIS donc J'AGIS – Domaine de l'identification à l'*ego* (polarité positive masculine). La personnalité opérationnelle et participative.

Aspects de la vie mentale, capacités d'expression, réalités de la vie sociale, familiale et professionnelle. L'existence active consciente.

> ➢ *Troisième centre psychique :* mental et intellectuel.

Notes *Sol* et *La* : Le subconscient sensitif existentiel

Je RESSENS, *je* EST *moi* - La personnalité passive (polarité négative féminine). Les aspects sensibles, affectifs et émotionnels. L'émotivité en rapport avec l'être profond. Les mémoires occultées.

- **Note *Sol*** : **Aspect Questions**. Venir au monde, devenir, s'oublier ?

L'enracinement, le passé et la séparation originelle. Gestion des émotions négatives. La souffrance. L'intériorité. La protection. Domaine du moi intime.

- **Note *La*** : **Aspect Réponses**. La continuité ≠ l'alternance.

Capacités innées d'adaptation. Prise en charge et soucis de soi appuyés sur des comportements automatisés. Domaine du moi relationnel.

- *Deuxième centre psychique* : affectif et émotionnel.

Ces deux notes sont soit complémentaires soit antinomiques et régulent la « pression émotionnelle » intérieure :

Pour la note Sol - Elément Eau (*les pleurs/la tristesse/la gaieté*) :

Le clair, le transparent, le tiède, le sombre, le visqueux, le froid, le glacial.

Pour la note La – Elément Feu (*l'éruption/la colère/l'intégration*) :

La lumière, la vivacité, la chaleur, le dynamisme, la sécheresse, l'incandescence, la brûlure.

L'eau éteint le feu. Le feu évapore l'eau. Seule l'harmonisation des deux permet de soutenir correctement les conditions de l'existence.

VIII – L'ÉVOLUTION ET LE SUIVI

Il semble difficile au premier abord, d'introduire des méthodes de calcul pour évaluer le niveau de sensibilité psychique. De même, la connaissance de l'activité neuronale en est à ses balbutiements et toute tentative d'évaluation dans ces deux domaines reste mal définissable.

Sauf à se passer de moyens de vérifications (ce qui était impensable) il a donc été nécessaire de dépasser ce problème en définissant une échelle de valeurs basée sur des règles et des grandeurs arbitraires chiffrées afin de suivre et vérifier en direct l'évolution correcte des différents paramètres.

Ces calculs, élaborés à partir de la radiesthésie, constatent des améliorations régulières du comportement individuel au cours de la cure. Ils permettent de concevoir et de démontrer une réalité psychique toujours floue et changeante. Les résultats sont très exactement reproductibles et la réponse du traitement aux différentes étapes se vérifie avec une bonne fiabilité.

Parmi tous les calculs, trois principales valeurs repères doivent être régulièrement actualisées. Elles forment un triangle dont chacun des pôles représente, l'un la fréquence des sept chakras (aspects à la fois physiques et psychiques), l'autre la tonicité générale de l'individu (aspect uniquement physique : capacité, résistance, endurance), et le troisième la tonalité comportementale (aspect uniquement psychique : optimisme, dépression, ennui…).

Leurs proportions respectives déterminent l'état général et leurs bilans de départ affichent la plupart du temps des niveaux faibles à très faibles.

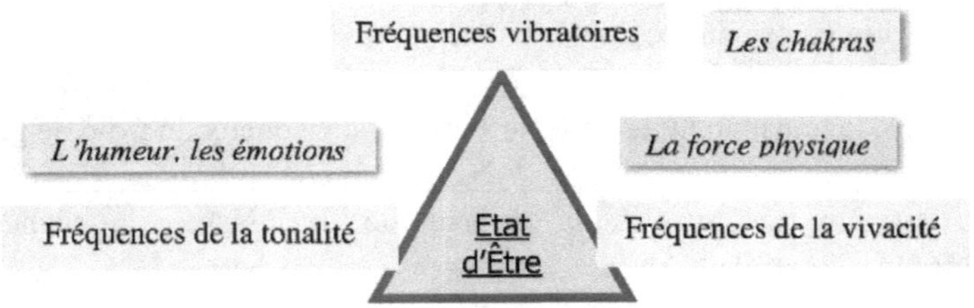

Figure 7 – Les trois tests de niveau de l'état d'être

IX – ASPECTS PRATIQUES

Toute personne engagée dans la Thérapie des Clés© bénéficie en permanence d'un planning détaillé sur le travail en cours et ses objectifs. Chaque nouvelle partie engagée fait l'objet de documents explicatifs que la personne reçoit avec la feuille de traitement à son domicile. Cette organisation confortable introduit une sensation de « fil rouge » qui développe progressivement l'histoire sensible de chacun et de ses impacts.

IX – ASPECTS EXISTENTIELS

Nous ne sommes pas des êtres indivisibles et immuables. Le modèle proposé ici permet de mieux comprendre pourquoi, à l'intérieur de nous cohabitent plusieurs intervenants répartis sur plusieurs parcelles de notre personnalité, et tous participent de nos talents ou de nos manques, de nos succès ou de nos échecs.

Ces aspects de nous-mêmes se manifestent ensemble sur plusieurs dimensions : instinctives, motrices, sensorielles, émotionnelles, mentales ou spirituelles, autant de domaines qui organisent notre attention.

La multiplicité de nos niveaux de réalité brouille sans cesse les messages que nous en recevons et interfère sur les réponses que nous y apportons, car cette perception dispersée constamment réactualisée, colore nos attitudes et influence en retour notre façon d'être et la qualité de nos réactions.

D'autre part, en privilégiant le fonctionnement mental, l'éducation occidentale nous a rendus moins aptes à développer notre unicité sur un mode de fonctionnement plus englobant. Par déficit d'entraînement à ressentir, nous avons délaissé la capacité vibratoire fine de notre sensibilité, et nous le payons par une sensation de manque due à la rupture des connexions avec notre intuition spirituelle naturelle.

La traversée de la Thérapie des Clés©, en nous faisant voyager dans nos états intérieurs révélés, nos programmes-sources et nos centres psychiques, propose de leur redonner leur juste place. Chaque composante de notre être pourra finalement mieux exprimer ses talents trop souvent refoulés, brimés ou étouffés.

***

Chapitre XI
Fleurs de Bach
Spécificités remarquables

I – LES FLEURS DE BACH

Leur usage ne nécessite aucune précaution spéciale et il ne saurait y avoir ni surdosage, ni effets secondaires, ni incompatibilité avec d'autres formes thérapeutiques. Ne présentant aucune toxicité, elles peuvent être utilisées très facilement, à titre préventif comme curatif car le Dr Edward Bach, leur inventeur, souhaitait mettre au service de chacun, une méthode de soins simple et efficace.

Il a découvert l'ensemble des trente-huit élixirs en sept ans, de 1927 à 1934. Chacun d'eux possède la quintessence de l'état émotionnel positif de la fleur correspondante. Selon le souhait de leur inventeur, les Fleurs de Bach sont destinées à « redresser les erreurs de comportement » et le Dr Bach était très attaché à la simplicité de sa méthode.

Tout malaise ou difficulté d'être sont censés y trouver leur juste parade.

> *Le problème* : Qui se connaît et se comprend assez bien pour trouver immédiatement les bonnes correspondances ?

En effet, si rien ne semble plus facile en apparence que d'identifier un état négatif, la nature véritable de la cause est si profonde et lointaine, qu'il est illusoire de penser l'atteindre par la seule introspection, car les niveaux inconscients impliqués sont par nature inatteignables.

Retour à la case départ.

Chacun des trente-huit élixirs se rapporte à un « défaut » de comportement, allant des plus basiques et reconnaissables (peur, tristesse, colère, jalousie…) jusqu'aux plus insaisissables (insatisfaction, anxiété, tension, nervosité…).

D'autre part, quand on pénètre plus avant dans la méthode, on constate qu'il y a des subtilités d'expression pour tous les ressentis et affects, même ceux apparemment simples. Ainsi il existe des peurs frontales (Mimulus), des peurs dorsales (Aspen), des peurs paniques (Rock Rose), des peurs explosives (Cherry Plum), des peurs pour ses proches (Red Chestnut). On décrit les doutes par manque de foi (Gentian), par manque d'assurance (Larch), par manque de confiance (Cerato), par difficulté de choix (Scleranthus), par incapacité de choix (Wild Oat).

On n'en finit pas de déployer la panoplie subtile des couleurs et des nuances psychiques qui se complexifient à l'infini. Il y a des états de rêverie qui induisent un manque de présence par des pensées obsédantes (White Chestnut), des pensées vagabondes (Clematis), des pensées embrouillées (Hornbeam), des pensées inattentives (Chestnut Bud).

❖ Le psychisme humain ne se laisse pas facilement circonvenir et l'extrême complexité qui le caractérise est inaccessible à une approche simple.

II –MODE D'ACTION DES FLEURS DE BACH

Voici quelques remarques fondamentales sur l'usage renouvelé des élixirs dans la Thérapie des Clés©:

- Ce sont d'abord des transmetteurs de fréquences qui permettent de corriger les fausses notes et désordres divers dans notre gamme existentielle personnelle (voir OPAC).
- Ils sont "intelligents". Il n'y a aucune overdose possible, aucun risque de quelque nature que ce soit. Pourtant, ils sont si puissants qu'ils ajustent et harmonisent l'ensemble de notre être, tant physique ou énergétique, que psychique ou spirituel.
- Chaque élixir est doté d'une fréquence spécifique portant l'information représentative d'une qualité. Les codages de la Thérapie vont en utiliser une fraction personnalisée plus ou moins grande, parfois même infime.
- Les trente-huit élixirs contiennent en leur sein l'ensemble des archétypes de la typologie caractérielle et comportementale. Leurs attributs étant à très large spectre, ils se recoupent partiellement les uns sur les autres en formant un large continuum.

- Nous possédons en nous tous ces archétypes exprimés sous différentes nuances selon les coordonnées ultra fines qui nous définissent.

III – UN EMPLOI RADICALEMENT RENOUVELÉ

Il ne s'agit donc pas ici d'une pratique courante déjà connue du grand public, mais d'un usage différent dégagé de la contrainte de s'appuyer sur le sens des élixirs ou de leur valeur objective, toujours ambiguë car jamais totalement ajustée. Au contraire, leur utilisation permet d'utiliser des *fonctions-clés* pour ouvrir les serrures vibratoires qui leur correspondent.

La pratique de la Thérapie des Clés© requiert l'usage de toutes les Fleurs de Bach et les quantités nécessaires sont massives, moyennes ou faibles selon des protocoles variés. Progressivement, leur puissance semble se dédoubler et leur efficacité n'a finalement plus rien à voir avec leur utilisation habituelle grâce au lent processus énergétique de dépolarisation / recentrage / équilibrage.

IV – LE GRAND DOMAINE PSYCHIQUE

C'est le champ de manifestation de l'âme individuelle dans ses aspects mental, affectif, émotionnel, instinctif et même purement physique pour ce qui concerne les mouvements. Le monde extérieur sensible se prolonge dans notre organisme par les organes des sens grâce à l'impression sensorielle, qui est une pénétration réelle et vivante. En retour, le sens s'inverse pour une projection de l'intérieur vers l'extérieur. Ce va-et-vient perpétuel de flux et de reflux est la manifestation de la réalité dynamique de la vie psychique.

- La ***sensation*** devient une ***représentation*** qui permet à son tour de générer un ***mouvement***.

Voilà une bonne définition du psychisme formulée par Swâmi Prajnânpad, ce maître indien contemporain, formé aux disciplines scientifiques et qui fut le guru d'Arnaud Desjardins :

« Le mental, c'est le fonctionnement du psychisme par lequel nous vivons dans Notre *monde au lieu de vivre dans* Le *monde*[39] ».

[39] Arnaud Desjardins « Les Formules de Swâmi Prajnânpad » p.87, Editions La Table Ronde (2003)

La connaissance transmise par les savoirs anciens nous laisse à penser que le fonctionnement psychique se caractérise par une capacité finie[40]. Il n'y a pas de sensations, d'émotions ni de pensées infinies, et le domaine psychique est en lui-même un ensemble fermé. C'est un monde clos. Nous vivons à l'intérieur de cet espace et la substance de notre existence est déterminée par notre aptitude à traiter les informations générées en permanence par notre environnement tant externe qu'interne, qui circonscrit strictement notre *état d'être*. A nouveau, Swâmi Prajnânpad nous met en garde contre nos illusions sur la réalité :

« Le monde est là. C'est la façon de le percevoir qui peut changer radicalement. Il y a le monde et il y a la façon dont vous le ressentez. C'est ce qui fait votre prison…[41] ».

La fenêtre de conscience

Dans la Thérapie des Clés©, cette capacité d'accéder à la connaissance de notre monde intérieur et qui définit en miroir l'aptitude à concevoir le monde extérieur, est démontrée symboliquement à l'aide de la *fenêtre de conscience.*

C'est un modèle artificiel créé pour schématiser la grille d'ouverture de la conscience psychique individuelle. On peut ainsi imaginer nos modes d'accès sur le monde comme une grande baie vitrée sur 360° ou au contraire comme d'étroites *meurtrières* selon l'exemple des anciens châteaux fortifiés.

L'accès à la réalité du monde étant limitée par l'ouverture psychique individuelle, plus cette ouverture est grande et plus grande est l'ouverture à la réalité du monde. La faiblesse chronique de la capacité d'expression de la conscience psychique obscurcit la compréhension et entretient par défaut une perception autant intérieure qu'extérieure déformée.

V –EVALUATION DES BENEFICES

Par le changement de l'ensemble de nos cadres de références personnels apporté par l'élargissement de notre fenêtre de conscience, nous devenons des éléments dynamiques et équilibrés dans la société, nous y apportons une énergie fraîche par l'élévation du taux vibratoire des lieux où nous sommes.

---

[40] Description dans le chapitre VIII de la théorie des centres psychiques

[41] Arnaud Desjardins, *idem* p. 88

Seule une confiance en soi bien orientée et centrée sur sa nature profonde permet cela.

VI – FINALEMENT, POURQUOI LES FLEURS DE BACH ?

Ce qui a dès l'abord été attrayant, c'est l'aspect « complet et fermé » de cette série de trente-huit élixirs, ensemble qui se suffit à lui-même. On peut ainsi créer des groupes complexes interactifs dont l'expression et l'intention sont largement supérieures aux parties qui les composent.

La Thérapie des Clés©, en regroupant les trente-huit Fleurs de Bach en associations multi diversifiées permet de proposer toutes sortes de combinaisons qui démontrent un modèle cohérent parfaitement reproductible de l'organisation individuelle du psychisme.

***

Chapitre XII

Le Thème Personnel

Rendre l'être humain clair à lui-même
c'est éclairer l'humanité. Auteur inconnu

Pour débuter la Thérapie, le premier bilan de situation établi est le *thème personnel*, qu'on peut assimiler à une « photo d'identité psychique ».

A la différence d'un thème natal, il reste susceptible de variations au long de la vie en fonction des circonstances existentielles. Son évolution positive et bénéfique, qui demande un travail sur soi très sérieux, devient donc accessible grâce à la Thérapie des Clés©

I – CALCUL DU THÈME DE DÉPART

C'est un exercice délicat qui requiert de l'entraînement car il nécessite de se synchroniser mentalement avec la personne testée. Certains thèmes sont souples, bien définis et précis dans leurs manifestations, d'autres plus réfractaires et fuyants.

Le calcul se fait sur l'ensemble des trente-huit Fleurs de Bach et un thème correct en contient neuf. Il y a des thèmes avec des excès (jusqu'à treize) ou des carences (de huit à cinq), signalant des troubles de la personnalité : immaturité, déficiences psychiques ou comportementales. D'autre part, la plupart des thèmes montrent des défauts de structures.

Quand on étudie un thème, on visualise tout de suite les tendances générales agissantes. On voit se dessiner les axes directifs de cette personnalité, ses éventuelles problématiques névrotiques, voire psychotiques et les troubles graves ou bénins qui pourraient l'affecter.

- ❖ C'est ainsi que l'on peut établir une *expertise de comportement* et définir des niveaux de responsabilité en fonction de critères simples.

II – APPARENCE DU THEME

Thème Actif exprimé				**Calculs des polarités d'expression**	
Total PL + PV UPA (ordre décroissant)				**Valeurs Intermédiaires (-)**	**Valeurs Intermédiaires (-/+)**
			Chiffrage A + B	*Chiffrage A*	*Chiffrage B*
N I		1	Nom Fleur de Bach *(total)**		
		2	Fleur de Bach		
		3	Fleur de Bach		
N II		4	Fleur de Bach }		
		5	Fleur de Bach }		
		6	Fleur de Bach		
N III		7	Fleur de Bach		
		8	Fleur de Bach		
		9	Fleur de Bach		
Total			*Valeur d'expression*		

*Nom de la Fleur de Bach concernée suivi du total des deux valeurs intermédiaires. On additionne ensuite tous les totaux pour trouver la valeur d'expression du thème.
} Grumeau
N = niveaux des différents aspects du centre mental
N I : tendances intellectuelles (*avoir*) ; N II : gestion des affects (*être*) ;
N III : capacités d'organisation et de gestion de la vie pratique (*faire*)

Figure 8 - Modèle simplifié de la présentation d'un thème personnel

III – PRÉCISIONS SUR L'INTERPRÉTATION

Les Fleurs de Bach inscrites dans le thème personnel de départ comme *Unités Psychiques Actives* (UPA) sont classées par ordre décroissant, la plus importante étant la *Majore* et la plus petite la *Minore.* Elles sont réparties sur *trois niveaux de potentialités* qui découpent le thème en trois zones d'influences mentales :

NI/ *avoir,* NII/ *être,* NIII/ *faire.*

L'évaluation du thème personnel s'intéresse tout d'abord à son harmonie générale, ses éventuels déséquilibres et parasitages :

a) **Contenance** : Le nombre normal de Fleurs de Bach dans chaque niveau est de trois, il en faut donc neuf au total. On observe souvent des surcharges et/ou des carences de niveaux.

b) **Déficiences mineures** : Des agrégats créés par des connexions énergétiques erronées génèrent des « grumeaux ».

c) **Déficiences majeures** : La mauvaise répartition dans un, deux ou les trois niveaux. Elle vient du nombre insuffisant d'*Unités Psychiques* (de 5 à 7) ce qui suppose toujours de graves perturbations psychiques : on peut retrouver ici tueurs en série, perversions narcissiques, psychopathies, immaturité, mais aussi déficiences mentales. A l'inverse, les excès signalent des tendances paranoïaques.

d) **Anomalies énergétiques** *:* D'autres erreurs très courantes concernent des surcharges névrotiques.

IV – DETERMINISME ET FATALISME

La connaissance de son thème personnel exprimé en Fleurs de Bach, provoque souvent une réaction de surprise, car c'est une confrontation réaliste avec sa propre vérité.

Les personnes participant à la Thérapie vont ensuite constater l'évolution de leur thème, qui se repositionne sur une nouvelle dynamique tout en conservant le même fond global. Certaines Fleurs de Bach, n'étant plus légitimes dans les nouveaux comportements acquis, disparaissent. Tout cela explique l'allègement de l'état d'être appuyé sur des tendances individuelles mieux accordées.

V – INFORMATIONS SUPPLÉMENTAIRES ARGUMENTATIONS

1/ **Le bilan total** – Le thème étant chiffré, on peut en calculer la valeur. Son niveau est correct à partir d'un total de 50 points mais de très grandes différences apparaissent selon les personnes.

Quelques exemples sur plusieurs styles de thèmes[42] :

Personnalités politiques – Elles se situent entre 80 et 110 points

Angela Merkel a 109,5 pts et *Vladimir Poutine* 84 pts

Georges W. Bush n'a lui que 67 pts

Remarque - Les thèmes des personnalités politiques françaises se signalent par une tendance remarquable : ils se ressemblent et présentent tellement de similitudes qu'ils provoquent une impression de copier-coller.

Personnalités historiques oppressives - Les valeurs sont très variables

[42] Une étude très détaillée a été menée sur une grande variété de thèmes personnels concernant des personnalités vivantes ou décédées. Cela a permis de dégager des constantes et des variables dans l'interprétation.

Fidel Castro 80 pts et *Raoul Castro* 62 pts

Joseph Staline 114,5 pts et *Adolf Hitler* 105,5 pts

Personnalités scientifiques et artistiques – Elles ont entre 100 et 115 points

Bill Gates 113,5 pts et *Pablo Picasso* 115 pts

Lady Diana a 101,5 pts et *Romy Schneider* 108,5 pts

Les thèmes les plus forts (parmi un échantillon de près d'une centaine)

Charles de Gaulle 126 pts ; le *Dr Edward Bach* 131,5 pts

Steve Jobs 135,5 pts : c'est le record actuel.

Les nouveaux-nés – Nombre de points entre 25 et 40

Prince George avait 40,5 pts à la naissance, ce qui est très élevé.

Personnalités déviantes – Elles présentent toujours un thème défectueux

Criminels, pédophiles, tueurs en séries se situent entre 40 et 55 points

Personnalités psychotiques ou déficientes mentales entre 20 et 35 points.

Remarque - *Emile Louis*, le « boucher de l'Yonne », violeur sadique tortionnaire et criminel des années quatre-vingt, n'avait que 20,5 pts (il était conseiller municipal), ce qui démontre un faible quotient intellectuel et une absence de conscience morale. Par son incapacité à éprouver du remord, il a pu nier ses fautes et narguer la police et la justice pendant des dizaines d'années.

2/**Les niveaux défaillants**

Les thèmes faibles montrent forcément des niveaux de répartitions gravement déficients, ce qui caractérise toujours une psychopathologie. Cependant les thèmes puissants peuvent également afficher de sévères anomalies.

Par exemple, *Albert Einstein* (111,5 pts) et *Jean-Sébastien Bach* (115,5 pts) ont un thème très déséquilibré malgré leur puissance totale, avec le Niveau I (aspects mental et intellectuel) et le Niveau III (aspects pratique et de savoir-faire) tous deux surchargés et un Niveau II (aspect affectif) très carencé. Il n'y a pas ici de réelle manifestation de la sensibilité émotionnelle. Il semble qu'on serait face à une tendance gravement égocentrique voire psychorigide.

3/**Les charges émotionnelles incrustées**

Des singularités affectives inhabituelles apparaissent dans le thème.

Cela signale toujours des conflits anciens jamais intégrés qui ont désaxé la structure sensible de la personnalité et entraîné des conséquences funestes.

Quelques exemples :

a. *Ettore Majorana (1906-1938)* – Ce scientifique de très haut niveau réputé pour sa lucidité extraordinaire et sa vivacité d'esprit, s'est « volatilisé » (il a disparu) à l'âge de 31 ans. Thème de *103 pts.*
b. *Camille Claudel (1864-1943)* - Elle a compensé son déséquilibre affectif majeur par une rage de vivre orgueilleuse qui l'a conduite à l'asile psychiatrique où elle est morte. Valeur du thème *: 103,5 pts.*
c. *Vincent Van Gogh (1853-1890)* - Il a constamment oscillé entre fanatisme et espérance pour finalement se suicider à l'âge de 37 ans. Son thème est de *104 pts.*

Ces trois personnes présentent, entre autres anomalies révélatrices, un thème « miné » par un *grumeau* dangereux.

VI – MISE EN PLACE SÉQUENTIELLE

Le thème de départ est très incomplet puisqu'il ne concerne que l'expression la plus active d'une personnalité (postures mentales et intellectuelles, manières d'être, gestion de la vie pratique). Il n'est pas possible d'accéder directement aux couches psychiques profondes qui concernent les facettes intimes. Seule l'action du traitement va permettre de faire émerger les structures-programmes subconscientes.

Pour devenir conscientes donc accessibles, celles-ci vont apparaître progressivement en mini séquences simplifiées qui « remontent à la surface » pour y être traitées. Ensuite elles disparaissent pour laisser la place aux éléments suivants qui s'échappent à leur tour une fois traités. C'est un effet de cliquet autobloquant et il est impossible de revenir en arrière, d'arrêter ou d'anticiper la propagation une fois le processus amorcé.

Chaque partie du traitement ne concerne que la mini séquence en cours, qui fournit l'espace (le gabarit) propre à son action dans le temps imparti. Toute erreur bloque les enchaînements qui alors n'avancent plus. Il y a stagnation. C'est ainsi qu'un véritable ballet se met en place en suivant un ordre précis et rigoureux comme une chorégraphie.

Tout élément qui émerge permet de compléter au fur et à mesure le tableau descriptif de l'organisation psychique de la personnalité concernée.

VII –CAPITULER SANS DÉMÉRITER

La puissance systématique de ce mécanisme installé par le traitement de la Thérapie des Clés© est irrésistible. Les états psychiques sont méthodiquement confrontés à son efficacité et le processus avance.

Finalement quand le parcours se termine, le *seuil* se referme. Il sera alors possible de choisir entre deux solutions : soit se contenter du travail de rééquilibrage réalisé, soit continuer sur les nouvelles pratiques proposées qui permettront de s'attaquer aux plans 1 et 2 du psychisme générateurs de scénarios jusque-là inabordables, grâce à la capacité nouvellement acquise d'accéder à la demande à ces autres niveaux du fonctionnement psychique.

VIII –COMPRENDRE POUR S'APPROPRIER

La difficulté d'interprétation du thème personnel tant restreint (uniquement appuyé sur les UPA) que complété (appuyé sur les quatre types d'Unités Psychiques), tient au fait qu'on s'appuie sur des symboles très riches qui autorisent une multitude de sens donc de vécus intimes. Comme pour une partition musicale, les notes y sont inscrites mais pas la manière personnelle de les jouer qui reste toujours subjective, et il y a ici autant d'applications que d'interprètes.

Toute tendance émotionnelle, mentale et comportementale peut être définie selon le point de vue descriptif général, cependant l'action de la fleur de Bach concernée doit être ramenée au comportement psychique particulier.

En démontrant cette manifestation ultra personnalisée donc unique, de chacune des expressions vibratoires des trente-huit élixirs, la Thérapie des Clés© permet d'apporter une compréhension très raffinée du ressenti individuel et des comportements associés. C'est ici le processus de *la synthèse,* qui apporte la compréhension des causes originelles aux effets constatés.

En permettant de faire le lien entre d'une part, « la personne que je pense que je suis, ici et maintenant » et d'autre part, les descriptions décodées de chaque comportement dans leur aspect historique, statique et dynamique, le thème personnel finalisé propose à chacun d'accéder à la compréhension intime de ces enjeux, forces et faiblesses qui le caractérisent.

***

4ème partie – SOIR

RESOLUTION

Chapitre XIII
Vérités et Mensonges

I – LE JOUG PSYCHIQUE

Quelle est la cause profonde de cette réalité psychique qui définit tous nos comportements, dont nous sommes totalement dépendants et pour laquelle nous n'avons pas d'autre choix que d'en accepter l'usage incontournable et subir les servitudes massives ?

Tout homme et toute femme possède une personnalité grâce à laquelle il ou elle interagit avec le monde. Or cette personnalité est multiforme, constituée d'une partie inaliénable et d'une partie organisée autour de programmes évolutifs objets d'une éducation et d'un apprentissage. Ce sont ces différents aspects de soi-même souvent contradictoires, qui avec d'autres facteurs aléatoires ou déterminants, enrichissent le caractère ou le contrarient.

Certes dans l'être humain, l'*Ego*/Je est notre plus grande force d'expression quand il est agissant mais il y a aussi l'*ego*/moi-je, l'écran qui dérobe à notre vue mais aussi à celle des autres, notre véritable nature.

Avancer vers la résolution de ces réalités intérieures et extérieures qui nous définissent n'est pas simple. Le développement du *caractère* ayant été délibérément mis en avant – contrairement à celui de l'*essence* – nous avons perdu la sensation de notre Etre véritable, dévitalisé et repoussé en arrière de la scène.

- Notre essence niée stagne et lentement dépérit.

L'*être intérieur* pris en otage par la puissance formidable du psychisme, ce despote tyrannique, est mis en retrait. Contraint à des apparitions intermittentes, il demanderait pourtant à s'accomplir mais sa voix à peine perceptible est rarement ou mal entendue. A cause de cela, la réalisation intérieure est condamnée à la stagnation et probablement à la tristesse, manifestation discrète d'un manque, désir réprimé de l'épanouissement de soi, aussi minime soit-il.

Car c'est généralement l'Ordre de la Ruche qui prévaut et impose son hégémonie. Comprendre ce problème, c'est déjà beaucoup. Mais ce qu'il faut aussi accepter, c'est que rien jamais ne changera tout seul et que le changement est douloureux. Il faut casser des cristallisations de toutes sortes, épuiser la force de tabous innombrables, démolir des lignes de fortifications, briser des chaînes.

II – NUANCES ET VARIATIONS

Le psychisme étant un processus permanent d'écoulement dans le temps, on ne peut l'appréhender que par sa dimension temporelle à la manière d'un cours d'eau qui progresse de l'amont vers l'aval : identique à lui-même et pourtant toujours différent, il n'a de forme que celle de son « lit » qui n'est que le contenant d'un contenu insaisissable. C'est ici le *fond d'écoulement psychique*, produit de l'animation perpétuelle des sept séquences de *l'Octave Personnelle* (OPAC), le support encodé de la manifestation individualisée.

On comprend dès lors la difficulté mais aussi l'intérêt de ce travail sur soi proposé par la Thérapie des clés©, dont l'objet n'est autre que ce *voyage dans le temps*. Retourner à la source de chaque séquence nécessite de remonter le courant, afin de pouvoir la réactiver dans son état originel et en aplanir les aspérités et anomalies.

C'est ainsi que le psychisme, naturellement composite, hétérogène et diversifié, se retrouve placé sous la pression d'une volonté qui en prend temporairement le contrôle dans le but de le ramener le plus possible vers son état d'origine. Réalignée sur sa micro vérité, la psyché se dévoile lentement en se libérant de ses faux comportements, pour s'exprimer en mode allégé et simplifié.

La personnalité qui subit ce réajustement au long cours s'en trouve parfois fragilisée et même perturbée, mais le bien-être qui en résulte apparaît bientôt grâce à l'aspect séquentiel du processus. Le bénéfice des acquis cumulés apporte tout de suite un bon soutien car les changements positifs se manifestent rapidement.

III – ENJEUX et SYMPTÔMES

La plupart de ceux qui osent l'aventure sont surpris par la moisson de bénéfices engrangés dès le commencement du traitement. Quelque chose en eux cède, qui ouvre l'accès à la compréhension intime de leurs propres comportements. C'est la mise en mots d'incertitudes jusqu'alors restées sans réponse.

Dans la Thérapie, les personnes bénéficient d'un soutien constant. Un entretien téléphonique régulier permet de faire le point et d'accompagner par un traitement rapide adapté.

- Ceci est un sérieux avantage des Fleurs de Bach : elles apportent le soulagement aux accès émotionnels ou douloureux déclenchés par le traitement lui-même.

Par la « chaîne » et par la « trame » on répare ainsi point par point le maillage psychique endommagé.

IV – RELEVER LA TETE

L'objectif de ce traitement étonnant n'est pas simplement destiné à corriger les déséquilibres. De nombreuses autres thérapies savent le faire et ce n'est pas cela qui en fait un outil d'excellence. C'est en fait un travail de ciselage vibratoire et les cibles des procédures sont multiples et diversifiées. Elles concernent toutes les facettes de l'existence tant physiques, qu'émotionnelles ou spirituelles et même sociales, en permettant d'accroître notre sphère d'influence personnelle, ce qui va bien au-delà de la simple santé psychique !

Ce système est conçu pour dissoudre les blocages connus et inconnus qui barrent la route et empêchent de s'ouvrir à de nouveaux paradigmes et de nouveaux potentiels pour entrer en résonance avec un nouveau soi-même.

- Il faut ajouter que pour les personnes qui ont déjà entrepris un travail personnel d'évolution, il va soutenir leur démarche et renforcer leur détermination.

***

Chapitre XIV
Involution/Transformation/Evolution

I – LE JOYAU QUI EXAUCE TOUS LES VOEUX[43]

Au moment de sa naissance, le nouveau-né est l'ESSENCE.

L'essence étant notre vraie nature, nous pouvons en constater immédiatement la présence chez les nourrissons et les enfants, qui eux sont toujours en contact rapproché avec Elle. Pourtant, les très nombreuses études réalisées par les psychologues au cours des dernières décennies sur le bébé et l'enfant, qui ont abouti à une somme importante de connaissances, ne l'ont pas mentionnée. En fait, c'est qu'elle n'entre pas dans leur vision du monde, qui ne concerne que les angles sociaux, psychologiques ou physiologiques.

Un petit enfant lui, connaît très bien l'essence mais sans aucune implication de son mental immature. N'ayant pas encore construit de personnalité, il est simplement l'expression de son essence, qui est sa propre nature et s'exprime à travers lui dans toute sa naïve et franche sincérité.

Cependant, rien n'étant fait pour l'aider à se maintenir, l'essence recule, progressivement niée de son évidence au fil du développement de la personnalité.

- La sincérité de l'être, devenue lourde à porter, est retranchée derrière un masque de faux-semblants qui rassurent et protègent.
- Finalement, l'individu va étroitement adhérer au sens de son état d'être psychologique et le considérer comme une définition parfaitement aboutie de ce qu'il est.

L'essence est oubliée, l'individualité occupe la place laissée vacante.

---

[43] Almas A.H. « *Introduction à l'approche Diamant* » p. 174, Les Editions du Relié (1997)

En étendant son pouvoir, elle revendique son identité pour imposer son hégémonie, préserver et maintenir son territoire[44].

II – CROISSANCE *versus* DÉCROISSANCE

La période de révolte de l'adolescence est le dernier rempart face aux harcèlements invisibles ou directement imposés par les systèmes d'éducation auxquels l'individu doit faire face. Durant sa jeunesse, l'adolescent insurgé se bat pour se distinguer de ses parents mais il se dresse en réalité contre les programmes qui ont été installés en lui et qui s'imposent à sa conscience encore peu mature, avec ou malgré son authentique assentiment.

Une éducation institutionnelle mal orientée, des mœurs outrageusement sexualisées, un matraquage médiatique omniprésent, auront tôt fait d'achever l'œuvre en cours d'anéantissement de l'accès possible à son identité réelle. Il lui faudra très vite abandonner la bataille.

C'est ainsi que quotidiennement, des millions d'individus sont peu à peu et discrètement dépossédés de cette essence ou *âme spirituelle sensible*, qui est leur nature propre. La chaleur laisse place à l'indifférence, les échanges deviennent stériles, les projets infructueux. L'instinct grégaire de la pensée formatée s'installe et s'étale.

III – LA TYRANNIE DE LA PERSONNALITÉ

Pour mieux comprendre les objectifs qui seront les principaux moteurs de notre recherche personnelle dans le but de faire grandir notre niveau d'être, il est utile de prendre la mesure de notre situation de départ. C'est ce que Richard Moss, médecin américain qui fit l'expérience d'un état spontané d'illumination, nous fait remarquer comme un coup de poing dans la figure :

« *Le sentiment d'insuffisance que nous portons depuis notre petite enfance est ancré dans le soi idéalisé que nous pensons confiant, indépendant, héroïque, loyal et ainsi de suite. Le soi idéalisé est à son tour imbriqué dans une légion de sous-identités issues de nos cultures, religions, nationalités, rôle ou carrière. Mais sous chaque niveau d'identification se cache l'éventualité menaçante, que l'on puisse découvrir notre inadéquation, voire notre fausseté*[45]*...* »

---

[44] *Idem*, pp 191-192

[45] Richard Moss « Le Mandala de l'Etre » p.79, Editions Albin Michel (2008)

En étant mieux informés sur ce qui nous construit, nous pourrons choisir en connaissance de cause de l'amender ou pas.

Tous, nous avons pu remarquer que nous sommes le jeu d'une réactivité émotionnelle mal discernable, expression refoulée d'une sensation diffuse entre ce que nous sentons devoir être et ce que nous impose notre éducation : c'est la charge inconsciente de « l'*ombre* ». Totalement déconcertante mais toujours menaçante, elle peut provoquer les pires tourments sans jamais dévoiler son vrai visage.

Son origine remonte aux moments flous, confus, oubliés dans les limbes des mémoires archaïques, où le petit enfant que nous avons été a commencé à perdre une part essentielle de lui-même, *l'amour-fusionnant,* mêlé et confondu avec l'arrachement à la relation symbiotique positive et gratifiante avec la mère.

- La perte progressive de son essence, délicieuse, fondante, exquise, chaleureuse et protectrice, permettra l'avènement d'une personnalité distincte et singulière.

Mais pour l'enfant, à la place de l'essence négligée s'installe un vide, et il commence à se sentir incomplet. Cet évènement est porteur de conséquences : soit l'enfant « séparé » se construit sur une compensation dynamique tournée vers l'extérieur, soit le vide n'étant jamais comblé, il faudra trouver des moyens symboliques de compensation, générateurs et symptômes de pathologies la plupart du temps incompréhensibles.

Pour en prendre conscience, il faut décrypter la nature profondément douloureuse des émotions qui en ont résulté et qui se sont structurées autour d'une matière sombre et dure enkystée au cœur même de l'être : celle de l'*ombre*. Parfaitement multiforme et d'une intensité variable, elle n'en est pas moins notre héritage à tous et nous en supportons la charge qui nous revient en propre selon notre histoire et notre hérédité.

IV – L'OMBRE

Toutes les expériences difficiles, non assimilées car non digérées, sont restées bloquées dans la structure psychique profonde. Ce phénomène sordide, quasi obscène, remonte jusqu'au passé le plus lointain et le plus archaïque de notre existence.

Le mal vient d'un refus, d'une incapacité et d'une ignorance de l'âme entraînée malgré elle dans un scénario inexorable imposé par les circonstances que traverse toute vie. La capacité de guérison s'en trouve gravement entravée car il réprime l'émergence d'un possible recours et ne laisse aucune place à d'autres alternatives. Or, la solution ne viendra pas d'une acceptation de la frustration, qui est en elle-même une autre frustration, mais dans la revendication assumée et explicite de sa volonté essentielle.

- L'ombre non traitée et laissée à elle-même, nous empêche.

« C'est un mal intérieur, un handicap qui limite les facultés d'action et de création[46] *. »* Voilà un raccourci explicite du mal-être ordinaire.

Nous proposons ci-après une revue non exhaustive des différentes composantes qui ont pu s'amalgamer pour en constituer le germe vénéneux. Afin de mieux en prendre la mesure, il faut se laisser imprégner par le ressenti émotionnel qui émerge spontanément à la lecture de ces énoncés. On pourra ainsi mieux accéder à la compréhension de leurs enjeux et de leurs impacts personnels.

V – LA PEUR

A l'origine de toute existence, il y a un noyau cristallisé de peur. Il s'agit là d'une peur effroyable, c'est la peur du VIDE et de la désintégration. L'incapacité absolue à affronter ce monstre a rendu nécessaire à la fois son refoulement dans les plus bas niveaux de la conscience cellulaire instinctive et sa sublimation dans la symbolique religieuse. C'est un monolithe massif et noir qui bloque, par sa seule présence inamovible, la porte d'accès à la perception de l'essence même de notre être.

Qu'en est-il ? La peur génère un suintement discret qui imprègne chaque cellule du corps où elle est ressentie selon différentes graduations vibratoires en prenant toutes les tonalités émotionnelles possibles, qui sont des camouflages. C'est ainsi qu'elle se déguise et nous trompe sur la cause réelle de notre malaise ou nos difficultés existentielles diverses.

Tout le système énergétique est noyauté par des nœuds ou barrages placés en travers du courant de vie ainsi dévié et affaibli. Ce sont là les agents responsables des maladies psychiques et aussi physiques, car directement

---

[46] Charrière Dominique « *Les rêves et l'ombre* », Editions Albin Michel, Question de (1994)

actifs sur le système immunitaire. Chaque douleur qui émerge, à quelque endroit du corps que ce soit, est le signe de localisation et d'expression d'un nœud.

- ❖ Le courant des énergies vitales détourné au profit de l'entretien de la peur, permet la conservation du *statu quo* immuable d'une personnalité dénaturée.

VI – LE REFUS

C'est la rétraction, le recul instinctif, le déni, l'aveuglement volontaire, le marchandage. C'est le NON fulgurant qui nous traverse. Chaque événement sensible de notre vie, important ou infime, parfois microscopique, est porteur de sens. Il y a toujours résonance entre le monde du dedans et celui du dehors. Ce qui nous blesse à l'extérieur actionne la mémoire de l'onde porteuse d'une blessure intérieure similaire par le degré de souffrance engendré. Ce phénomène d'écho entretient un champ de vibrations parasites qui ne demande qu'à être nourri par réflexes identifications-réponses.

Le Refus, c'est forcément le non à la souffrance, quelle qu'elle soit. Mais il cache une supercherie majeure : le refus lui-même EST la souffrance. En fixant les ondes néfastes, il fait le nid de la mort programmée en produisant des mutations génétiques pathogènes, sources du vieillissement cellulaire et de la maladie.

- ❖ Pourquoi le refus prend-il tellement de place dans notre vie ? Parce qu'il souligne ce qui est contraire à notre conception du bien-être, du bonheur et de l'harmonie.

Mais qu'est-ce que le bonheur et l'harmonie, indépendamment de nos idéaux subjectifs ? Au cœur même de la matrice, quand nous vivions dans la *béatitude* de l'essence, nous *étions* le Bonheur et l'Harmonie. Il a fallu les perdre, c'était le prix à payer pour gagner cette personnalité que nous sommes devenus, structurée et socialisée selon les critères requis. Il n'en reste rien qu'un énorme, immense et massif REFUS qui nous habitera jusqu'à notre dernier souffle si nous ne faisons rien pour nous en libérer.

VII - LA COLERE

Elle marque la mobilisation de toutes nos forces de refus en un point sensible de notre espace-temps intérieur. C'est une érection fulgurante qui s'empare de la conscience et la focalise. La personnalité assez puissante pour manier habilement cette arme redoutable en fera une force d'attaque. Pour une autre, moins bien armée, ce ne sera qu'une force de défense.

Le danger sera toujours possible d'être soi-même le jouet des énergies dévastatrices soulevées par la Colère, la sienne ou celle des autres. La décharge électrique produite, similaire à celle de l'éclair, est une onde de mort qui provoque la détérioration de neurones localisés à la base du crâne dans le tronc cérébral, à la jonction avec la moelle épinière.

Même non consciente ou refoulée, même déviée, même transmutée ou sublimée, même juste, la colère manifeste notre détresse devant *la perte du sens*. L'indignation qui nous secoue, si elle est authentique donc sincère et sans calcul, nous prouve l'inacceptable au risque de notre propre folie.

❖ Car on nous a trompés.

Le monde terrestre et la société humaine qui nous ont accueillis, en exigeant de nous la coupure d'avec l'essence de notre Être, ont fait de nous des êtres mutilés. Le sacrifice est si grand qu'il est incommensurable. La rébellion (en tant qu'elle est l'expression de notre authentique revendication d'autonomie) est notre véritable nature, qu'elle apparaisse au grand jour sous l'éclat de nos colères, ou au contraire se tapisse au tréfonds de notre intimité la plus refoulée.

VIII – L'ANGOISSE

Lac noir qui stagne au plus sombre de la grande fosse de l'inconscient collectif, l'Angoisse pourrait être le symptôme extérieur des terribles sentiments d'impuissance qui ressurgissent constamment entre l'intérêt « égoïste » de nous émanciper et la *loi générale*[47] qui tend à nous ramener à la même place par la force de conservation.

L'angoisse des profondeurs est sourde, diffuse, souvent inconsciente. Elle apparaît et disparaît mais elle ne cesse de subsister pour réapparaître à la moindre occasion. Quand émerge la pointe aiguë et acérée de l'iceberg «angoisse et culpabilité», la personne ressent le besoin d'un soutien immédiat car massivement insécurisée. La recherche d'une aide efficace nécessite

[47] « *Nous ne nous rendons pas compte combien nous sommes liés par l'action de la Loi Générale. Agissant sur nous comme elle agit sur les cellules, cette loi nous immobilise et tend constamment à nous ramener à notre place.* » Boris Mouriavieff, *Ibid*, p. 181

l'entretien de mécanismes de protection qui sont des compulsions phobiques, induisant des réactions en chaîne stéréotypées.

L'angoisse n'est jamais une mousse superficielle. C'est un mastodonte souvent invisible, mais agissant d'autant plus à l'aise. Dès la naissance, cet étrange phénomène s'installe, qui est confondu avec la séparation d'avec la mère par l'expulsion forcée de la matrice. Chaque situation perçue comme une séparation viendra nourrir le processus initial.

- ❖ Pour survivre à l'angoisse, chacun développe ses propres stratégies, qui tendent vers le seul objectif : il faut apprendre à nager.

IX – LA RESIGNATION

Oublier pour survivre ? Les sentiments diffus de culpabilité et d'abandon qui nous habitent alors entraînent peu ou prou dans le même sillage, leurs âmes damnées : soumission, humiliation de soi, minimisation de soi, recherche de la punition et du châtiment, besoin d'échec, ou bien la compensation exacte qui permettra de les camoufler ou de les ignorer par un comportement inverse : mégalomanie, perfectionnisme, volonté de puissance, loyalisme, agressivité, serviabilité, méfiance, mépris, bonne conscience, cruauté, manipulation, hypocrisie mais encore accidents, maladie, …

- ❖ Car en psychologie, *l'habit ne fait pas le moine* et les apparences couvrent une réalité souvent bien différente.

C'est ainsi que nous sommes coincés entre le besoin primordial d'indépendance, qui est le statut d'adulte abouti, et la soumission à l'image que nous avons construite de nous-mêmes et à son impact sur les autres, par nécessité vitale de socialisation et d'appartenance. L'utopie est un des ciments de nos vies, qui garantit la cohésion relative de nos différents masques.

X – LA SOLITUDE

Plus que toutes les causes physiques directes, addictions ou conduites à risque, la solitude subie est un danger perfide pour la santé qu'elle attaque par usure, lassitude ou soumission. Qu'elle soit réelle ou subjective, elle s'impose souvent aux moments les plus inattendus. Nous cherchons alors quelque chose qui puisse nous aider, essayons de nous rapprocher de compagnons pour trouver d'improbables consolations et nous sauver du désespoir.

Elle oblige à projeter sur le monde des millions de possibilités pour trouver une porte de sortie. Dès lors que nous nous révélons impuissants à résoudre ce problème qui réveille nos schémas habituels chargés de crainte, alors s'impose à nous le besoin impérieux que quelqu'un, quelque part, le partage avec nous.

Quand nous commençons à sursauter, à nous agripper, à être pris de panique, nous essayons d'échapper à son emprise par toutes sortes d'alternatives qui pourront nous protéger de la confrontation tant redoutée et tenir à respectable distance, le démon de la solitude.

XI – LE MANQUE

Quelque chose pleure en nous qui ne s'arrête jamais. Tenter d'apaiser cet écoulement pour endiguer la montée des eaux, mobilise une énergie considérable. C'est là comme un but caché de nos existences terrestres. Toutes nos aspirations, qu'elles soient nobles ou vulgaires, sérieuses ou futiles, conscientes ou inconscientes, s'appuient sur cette raison secrète :

"*Arrêter ce quelque chose qui pleure en nous*".

Projetant ce lancinant désir à droite et à gauche, devant et derrière, ici et là-bas, nous faisons mille projets, entretenons cent activités, pour nous prouver, par le mouvement, que nous sommes *vivants*.

Mais, quand une brèche s'ouvre sous nos pieds, la brève vision des flots menaçants qui bouillonnent et grondent, suffit à nous projeter dans la consternation et le chagrin. Quelle est la signification de cette souffrance mutante, qui se transforme sans cesse au fil des âges de la vie, si multiforme et pourtant si semblable, comme le fil rouge de nos existences ?

En fait, toutes les souffrances extrêmes, les deuils, les épreuves d'abandon ou de rejet, les chagrins d'amour, les trahisons, les sévices et les abus, en provoquant une violente réactivation du traumatisme primordial de la perte de notre essence spirituelle, nous projettent face à la plaie béante qui à nouveau nous terrasse.

C'est ainsi que de chagrin en chagrin, pour la plupart refoulés voire même ignorés, nous ne faisons rien d'autre que revivre sans cesse le scénario primordial qui nous a éjectés hors de l'unité.

XII – LA SOUFFRANCE

Ce que les autres pensent de nous et ce que nous en imaginons, influence fortement la formation de notre identité. Nous devrions être les seuls à pouvoir mettre vraiment en doute notre propre mérite mais quand ce sentiment s'appuie sur une estime de soi dégradée, nous avons du mal à accepter nos faiblesses en constatant en retour la force des autres. Alors nous adoptons une attitude agressive, considérant que c'est une menace pour notre valeur personnelle.

Croire qu'on sait qui fait quoi, en soi, s'accrocher à ses chères certitudes, voilà une grande souffrance dont l'origine reste largement incompréhensible. Prétendre avoir raison en évitant de se remettre en question, c'est risquer de fragiliser un peu plus une carapace protectrice précaire. Si on se sent menacé, c'est qu'elle a des failles, ce qui révèle une gestion intérieure déficitaire.

Il faudrait pouvoir s'ouvrir sans défaillir à la possibilité qu'on ne sache pas ou mal, comment ça marche. Le fait de ne pas reconnaitre son erreur (même si on a tort !) ne prouve pas qu'on ait plus de valeur que ses interlocuteurs. Voilà une cause majeure de tension dans toute relation car ce que l'on pense et que l'on considère comme vrai peut n'être qu'un point de vue personnel. Mais quand ce point de vue n'est pas retenu, on se sent incompris, rejeté, inutile, nul. Qui n'a jamais ressenti cela ?

XIII – L'AMOUR

A l'opposé du spectre existentiel imposé par l'ombre, il est le sauveur qui permet la compréhension de tous les blocages qu'elle nous impose malgré nous. Mais l'Amour ne va pas de soi, car c'est un talent et « *celui qui ne développe pas son talent le perd*[48]. »

Savons-nous ce qu'il est vraiment ? Mystère auquel nous accédons parfois, l'amour est la grâce de notre essence librement exprimée. C'est ainsi que le décrit pour nous l'Apôtre saint-Paul :

« L'amour est patient, il est plein de bonté ; l'amour n'est pas envieux ; l'amour ne se vante point, il ne s'enfle point d'orgueil [...] ; il ne se réjouit point de l'injustice, mais il se réjouit de la vérité ; il excuse tout, il croit tout, il espère tout, il supporte tout[49]. *»*

[48] Boris Mouravieff, *Ibid* p. 308
[49] *Ibid*

Mais il sait aussi garder la mesure de toute chose, donner seulement ce qui est nécessaire, refuser l'excès, l'inutile, le nuisible. Le but de la vie est sûrement d'atteindre l'amour, car même quand nous l'ignorons, le bafouons ou le repoussons, il demeure *cette* porte entrouverte derrière toutes nos résistances.

XIV –AUTHENTIQUES OU FACTICES, LES ENJEUX D'UNE VIE

Voyez comme un nouveau-né est beau ! La seule chose qui s'exprime dans ce merveilleux enfant, c'est l'*essence*. Ceux qui pensent qu'un nouveau-né se trouve en état d'inconscience, absent à lui-même et somnolent, se trompent lourdement.

- ❖ Un nouveau-né vous regarde et il est plus conscient que vous.

Mais la suite est moins belle.

Voilà une vérité bien mal comprise : à la source de toute personnalité, il y a nécessité d'abandonner cette unité profonde, trop originale, trop distinctive, trop étrangère. Afin d'être reconnu comme un être humain sain de corps et d'esprit selon les critères en vigueur dans le milieu social concerné, l'enfant humain devra se conformer à ce qu'on attend de lui. Par contrainte, par nécessité, par imitation, il se pliera aux dictats des « instances populaires ou supérieures » : la société, la famille, les parents, les maîtres, les amis, les collègues…

Il y aura quelques accords parfaits, mais les « fausses notes » seront patentes qui viendront brouiller la *mélodie du cœur*, car toutes ces règles de conduite qui semblaient aller de soi, n'avaient pour principal objectif que de l'accueillir dans la communauté humaine pour y « briller » si possible, à son tour.

- ❖ Cela occasionne quelques déboires qui auront des conséquences parfois plus graves que de simples dommages collatéraux.

Le vide engendré par la perte imposée de son identité profonde étant vécu par l'enfant à la fois comme une souffrance affective et physique, le manque qui reste en creux à la place du "plein" perdu doit être rempli. Ce rôle est joué par tous les processus liés aux refoulements dans la mémoire archaïque verrouillée qui serviront de "matériaux de comblement". Non seulement le *vide* est enfoui dans les couches profondes de l'inconscient, mais il est soigneusement entretenu par toutes sortes d'émotions, croyances, rêves et fantasmes.

Chaque personnalité singulière, structurée, articulée et organisée sur ces différentes constructions hétérogènes redoute le risque d'une éventuelle remise en question de la mosaïque de stimuli conscients (l'éducation) et inconscients (les résultats de l'éducation). L'instabilité chronique de l'espace intérieur qui en découle fragilise notre capacité de résistance aux pollutions énergétiques omniprésentes : alimentation malsaine, nuisances sonores, agressions verbales ou physiques, situations douloureuses, traumas, personnes nocives…

Tout cela peut conduire à une perte de perspective générale et l'individu ne comprend pas le sens de la vie. Il ne sait plus pourquoi il vit, ce qu'il est censé faire, où il va et encore moins qui il est.

XV–LA SIMPLICITE DE L'ESSENCE

Plusieurs indices, qui n'attirent pas toujours notre attention, permettent de nous guider vers la reconnaissance de cette mystérieuse *nature profonde* qui ne nous a jamais désertés tout à fait et dont nous avons soif.

L'essence ignorée, abandonnée à son sort funeste, toujours attentive malgré sa disgrâce, nous parle et nous appelle. Pour pouvoir l'entendre, il faudrait apaiser le bruit de fond intérieur.

Sommes-nous prêts à l'écouter ?

Cette petite voix intérieure, si ténue et discrète, nous la percevons mal la plupart du temps, occupés ailleurs… Parfois, quand nous pouvons nous arrêter un instant, elle se rappelle à nous. C'est toujours une joie de retrouver sa douce présence, cette joie si spéciale qui fait monter les larmes aux yeux.

Sans cesse, avec une patience infinie, elle attend. Elle se tient à l'écart de la pensée mais aussi des émotions dont elle n'a que faire. Ce qui atteint l'âme et nous la fait ressentir au plus près, c'est le pur sentiment amoureux, au-delà de toute réflexion et de toute tentation. Un nouvel amour ou une extase divine, c'est la même chose qui nous transperce de part en part, la puissante chaleur rayonnante de l'essence révélée.

La musique, quand elle nous touche, par la dilatation du cœur permet d'entrer aussitôt en contact avec elle. Toutes les œuvres d'art, la beauté de la nature, la puissance d'une lecture, une méditation improvisée, simplement assis-là, en permettant d'installer la réceptivité du silence, sont des portails grand ouverts sur nos mondes intérieurs sublimes.

C'est notre droit de naissance de comprendre ce secret. Il est à notre portée par la foi et la confiance en soi révélées, acceptées, assumées.

Cet amour...

« Cet amour si violent, si fragile, si tendre, si désespéré...
Reste là têtu comme une bourrique, vivant comme le désir, cruel comme la mémoire...
Fragile comme un enfant, il nous regarde en souriant et il nous parle sans rien dire. Et moi je l'écoute en tremblant et je crie...
Oui je crie, pour toi, pour moi, pour tous les autres que je ne connais pas. Reste là, là où tu es, là où tu étais autrefois...
Reste là, ne bouge pas, ne t'en va pas, nous qui sommes aimés, nous t'avons oublié, toi ne nous oublie pas.
Nous n'avions que toi sur la terre, ne nous laisse pas devenir froids...
Tends-nous la main et sauve-nous[50]. »

***

[50] Jacques Prévert, extraits du poème « Cet Amour ».

Chapitre XV
Devenir des Mutants

I – GUÉRIR L'ÂME BLESSÉE

Il n'est rien d'autre qui mérite un tel engagement de soi. Pour commencer, il faut accepter de regarder en face l'immensité du mal qu'on nous a fait, sans qu'il y ait eu cependant aucune volonté de nuire dans la plupart des cas.

Voilà ce que propose la Thérapie des Clés©, se délivrer des impasses structurelles en retrouvant, dans l'architecture de la personnalité, la plupart des étapes qui ont participé à son élaboration. Telles les mauvaises fées des contes penchées au-dessus du berceau de l'enfant nouveau-né, elles n'ont pas manqué d'imprimer le sceau tenace de sa future servitude, qui exige la négation de sa véritable nature.

C'est un défi sérieux que d'en retrouver les racines mais ce n'est pas impossible. Il faudra affronter des résistances émotionnelles souvent tenaces liées à ces états psychologiques refoulés qui forment un noyau enkysté au fond de l'inconscient, les soubassements psychiques auxquels la volonté seule n'a jamais accès.

On pourra parfois ressentir, dans la partie inférieure du thorax au niveau du diaphragme, une *souffrance*. C'est comme un trou inscrit dans la structure énergétique de l'organisme et cette sensibilité dans le plexus solaire est la marque de notre soumission. Elle correspond au traumatisme émotionnel originel, quand l'essence de l'être s'est finalement effacée devant l'*ego* personnel[51], abandonnant l'espace intérieur à toutes les incursions clandestines.

[51] Almaas A. H. « Introduction à l'Approche Diamant », pp. 235-239, Les Editions du Relié (1997)

Voilà un parcours difficile où l'aide de la Thérapie des Clés© est inestimable. Grâce à son approche nuancée et progressive, elle fera peu à peu émerger carences et failles secrètes. La pression exercée par le traitement est généralement en phase avec les capacités de chacun, ce qui n'a rien à voir avec la violence parfois extrême des pratiques imposées par la Psychologie des profondeurs[52].

Même s'il ne conduit pas à retrouver le chemin de l'essence, ce qui est une recherche d'un tout autre ordre, ce travail permettra d'installer un comportement allégé et plus harmonieux.

II – GUÉRIR L'ENFANT INTÉRIEUR BLESSÉ

La blessure de l'enfance répond en miroir à la blessure de l'essence.

On le sait maintenant, un ensemble complexe de signaux émotionnels forts, d'hormones et autres facteurs incontournables de stress, traversent constamment la barrière placentaire et influencent le développement de l'être en gestation. Son système nerveux ayant ainsi enregistré tout ce qu'il vit et subit passivement durant la grossesse de sa mère, dès sa venue au monde, il a déjà engrangé un sérieux bagage sensoriel générateur de futures manifestations émotionnelles.

A leur tour, les mois et les années qui suivent la naissance sont chargés d'une immense responsabilité par l'installation quasi inévitable de souffrances et carences diverses, quelle qu'ait été la bonne volonté des parents. On conçoit d'ailleurs aujourd'hui que le rôle de parent ne va pas de soi, et le recours à une compétence extérieure est de plus en plus pratiqué.

a) L'innocence de l'enfance

Dès leur venue au monde, les enfants offrent la vision de l'innocence, qui paraît naturellement sur leur face, dans leurs gestes, dans leur premier langage. Nulle inquiétude pour la nourriture et le vêtement, nul souci de l'avenir. Ils ne se proposent rien, ne délibèrent sur rien et n'ont pas d'intention du mal. Ne s'attribuant rien, tout ce qu'ils reçoivent, ils le rapportent à leurs parents ; contents des bagatelles et des choses de peu d'importance qu'on leur donne, ils mettent en elles tout leur plaisir.

---

[52] Grof Stanislav « Psychologie Transpersonnelle. Une approche globale et spirituelle pour épanouir sa conscience » Editions Jai Lu, Aventure Secrète (1990)

b) Erreurs et incompréhensions

Cependant, voilà que notre jeune enfant se voit confronté à une forme inattendue d'adversité. N'ayant aucun concept de lui-même, il est impuissant, totalement dépendant de quelqu'un d'autre pour répondre à ses besoins. C'est alors qu'il vit des émotions fortement négatives quand on n'y répond pas ou mal.

De plus, il ressent les émotions de son entourage proche. Ainsi, un sentiment préexistant chez la mère peut-il devenir celui de l'enfant car en raison de son état fusionné avec elle, il va lui aussi éprouver ce même sentiment. Si avec le temps il s'y identifie, celui-ci devient tout naturellement le sien propre en s'agrégeant à sa personnalité naissante.

c) Des informations autoprogrammées

Quand il vit des périodes de haute intensité affective, généralement reliées à des expériences de plaisir ou d'inconfort, de besoin ou de désir, par exemple s'éloigner de quelque chose causant la peur ou la douleur, l'accumulation de ressentis perçus comme déplaisants va rapidement l'amener à prendre conscience de sa difficulté à accepter la situation.

Si le même genre d'émotion se répète, l'enfant finit par adapter son attitude en conséquence. Il va s'efforcer d'aller dans le sens de ce qu'il croit qu'il faut faire pour conserver le plaisir éprouvé ou éliminer le malaise grandissant, soit en faisant son possible pour être intéressant en attirant la sympathie, soit en entrant dans la rébellion en s'opposant.

Mais dans les deux cas, il n'est plus complètement lui-même :

>> Une information commence à s'inscrire dans la mémoire corporelle.

Ce sont ces expériences douloureuses, parfois microscopiques vues sous l'angle de l'adulte, qui fixent lourdement les circuits mémoriels sensibles dans le jeune cerveau en développement, qui va très vite assimiler que toute son existence repose sur ces vérités sommaires :

- La vie est agréable donc acceptable quand il y a « ***plaisir*** »
- La vie est difficile donc inacceptable quand il y a « ***douleur*** ».

C'est un système binaire où on peut facilement imaginer une suite plus ou moins bien agencée de *0* et de *1* comme une empreinte indélébile.

d) Les antinomies directrices[53]

L'enfant grandit et acquière une nouvelle forme de discernement. Il doit maintenant louvoyer entre toutes sortes de pressions en compétition voire en opposition, venant aussi bien de l'intérieur que de l'extérieur. Les structures chargées d'émotions, formées lors de ces états de forte intensité affective, constituent bientôt les fondations de son futur « systèmes motivationnels ».

Les stratégies de comportement mises en place n'auront toujours pas d'autre but final que la recherche du « *plaisir* » et l'évitement de la « *douleur* » par la répétition des conduites adaptatives initiales, ces deux extrêmes étant placés comme marqueurs des *valeurs de survie.*

Pour l'être en croissance, elles vont évoluer et se décliner sur un mode de plus en plus raffiné défini par les prises de conscience successives, lesquelles découlent directement de l'expérience face aux réactions potentielles de la société tout entière :

Gain / Perte (fatalité et destin)

- Comment obtenir ce dont on a besoin pour assurer son plaisir : *Appétence*
- Comment éviter de le perdre et d'entrer dans la douleur : *Besoin de sécurisation au risque de manipulation ou de marchandage*

Gloire / Honte (pensée juste, sentiment juste, acte juste)

- Comment valoriser la personnalité naissante : *Narcissisme*
- Comment éviter la dégradation et l'indignité liées au comportement individuel face aux autres : *lâcheté*

Louange / Reproche (processus automatisés d'adaptation)

- Comment mériter et obtenir les félicitations : *Ambition*
- Comment se protéger des erreurs et des échecs : *Pusillanimité*

Selon les réponses et succès obtenus, ces comportements primaires seront tout naturellement intégrés aux structures de codage du psychisme en cours de construction, testés et validés, puis finalement assimilés.

Tout ceci est une moyenne et les chemins empruntés sont heureusement susceptibles d'être nuancés en cours de route, ce qu'on découvrira avec intérêt tout au long du parcours de la Thérapie.

---

[53] En référence aux huit sentiers d'éveil ou Dharmas, du Bouddhisme

e) Les cinq blessures fondamentales de l'âme[54]

Selon Lise Bourbeau, psychothérapeute québécoise de renommée internationale, les *mécanismes de défense* sont la manifestation de notre apprentissage de la gestion du stress tandis que nous passons de la naissance à l'enfance puis à l'âge adulte. Très vite, ils se sont appuyés sur des fonctionnements automatiques en réponse aux ressentis déplaisants engendrés par des conflits entre les pulsions, les émotions et le monde réel.

L'un des plus courants est le stress qu'un jeune enfant peut expérimenter quand il est affamé (pulsion) et n'est pas nourri. Ou qu'il a froid ou chaud, ou mal et que le soulagement se fait attendre.

Alors il se sent *rejeté*, donc on ne veut pas de lui ; ou alors il pense qu'on l'a *abandonné* à son triste sort, donc il se retrouve tout seul ; peut-être qu'on veut simplement *l'humilier* et il a honte ; ou encore il croit qu'il a été *trahi* par ceux en qui il avait mis toute sa confiance ; enfin il ressent peut-être au fond de lui un lourd sentiment d'*injustice…*

Rejet/ Abandon / Humiliation/ Trahison / Injustice.

Chacune des blessures fondamentales de l'âme a déclenché la nécessité d'en trouver la parade par un mécanisme de réponses conditionnées dont l'objectif est de DEFENDRE l'être qui se perçoit menacé.

C'est ainsi qu'une personne dont la blessure est un sentiment de rejet aura généralement tendance à prendre systématiquement *la fuite*. Celle qui est marquée par une blessure d'abandon aura elle un fort besoin de *dépendance*. Pour la blessure d'humiliation, il y a risque de *comportements masochistes*. Le sentiment de trahison entraîne le besoin de *contrôle*, celui d'injustice installe une tendance *psychorigide*.

Ces cinq blessures sont souvent présentes à des degrés divers et chaque blessure non soignée enclenche dans notre vie des situations sources d'émotions et de difficultés répétitives. Pour les guérir, il faudra commencer par en devenir conscient.

f) En résumé

Nous sommes devenus un patchwork coloré de tous ces éléments disparates soudés entre eux par affinités pour former un individu agissant au

---

[54] Bourbeau Lise « *Les 5 Blessures qui empêchent d'être Soi-Même* », Editions E.T.C INC (2000)

nom de sa singularité apparente. Cependant, cela n'aboutit en réalité qu'à une construction inégale, instable et arbitraire.

III – PREMIÈRE APPROCHE

Les déficits émotionnels ayant été automatiquement intégrés dans la programmation du psychisme dont sont constitués les codages primaires, il n'est pas toujours souhaitable de commencer directement par un traitement long. En effet, la situation de faiblesse et d'insuffisance liée à ces carences de la toute petite enfance, nécessite parfois une remise à niveau avant de pouvoir commencer la Thérapie proprement dite.

Il est alors préférable de prévoir un travail d'approche qui facilitera la résurgence des prises de consciences nécessaires. Deux traitements courts (de cinq mois chacun) permettent de les anticiper. Ils donnent l'occasion de constater par soi-même l'intérêt et le confort de ce modèle original de thérapie reposant sur les Fleurs de Bach.

1. La Méthodologie des Gravités : les quatre étapes du processus d'incarnation, leurs enjeux, leurs conséquences.
2. La Méthodologie des Frontières : traitement ciblé sur trois blessures fondamentales choisies parmi les cinq.

IV – OBTENIR DE L'AIDE

a) Pourquoi la Thérapie des Clés© est inestimable…

Ces thérapies brèves ont l'avantage d'aider à la compréhension de l'intérêt d'entreprendre un travail sur soi régulier, précis et organisé.

En s'incarnant, chacun de nous endosse la responsabilité de prendre possession de son propre destin au risque de laisser les autres le faire à sa place. Or notre incapacité à tenir compte des signaux d'alerte réels, notre incompétence à déchiffrer le langage des symptômes physiques ou psychiques et à répondre aux défis de la vie, nous détournent de notre véritable potentiel, de notre capacité à nous éprouver pour user plus judicieusement de nos facultés propres.

❖ Alors nous attendons l'improbable exotisme du changement, le temps s'écoule et nous passons à côté de notre *noblesse* innée.

Comme le fait judicieusement remarquer Richard Moss « *l'espoir ne peut jamais nous faire sortir du cycle de la survie*[55] ». Avec ou sans notre adhésion, nous sommes contraints à l'action.

b) Prendre les bonnes décisions…

Afin de pouvoir revendiquer l'usage de toutes nos capacités désencombrées des comportements déviants qui nous ont asservis, nous devons commencer par nous débarrasser sans attendre de ces tendances profondément enracinées qui nous lient à notre condition inconfortable et embrouillée : l'attachement, l'exigence ou la culpabilité.

1. *Etre attaché,* c'est ne pas disposer de liberté dans ses mouvements intérieurs, une manière figée d'exprimer ses croyances et de répondre à ses ressentis.
2. *Exiger*, c'est ne pas se donner le temps de l'attente nécessaire à la réflexion, pour éviter de se confronter à son propre sentiment d'insécurité.
3. *Culpabiliser*, c'est soit redouter d'être pris en faute quand on éprouve la nécessité de protéger un soi factice, soit éviter pour soi-même de reconnaître son erreur.

Ces trois points d'ancrage verrouillent des postures qui installent et maintiennent un *statu quo* d'insatisfaction. Seulement quand ils commencent à se dissoudre, nous devenons capables de mettre en place des comportements moins défensifs.

c) En acceptant les conditions nécessaires…

La personnalité s'appuie sur quatre grands systèmes qui marquent ses limites absolues et dans lesquels il faut pouvoir s'introduire dans un but thérapeutique :

1- Le système personnel de croyance

Il marque l'opposition *limites individuelles ≠ ce qui dépasse ces limites*. C'est l'espace intérieur structuré et fermé sur lui-même des centres psychiques[56]. Ce système circonscrit les conditions générales d'existence :

a/ Physiques – Santé, capacités, forces et faiblesses du corps. Genre.

---

[55] Richard Moss « Le Mandala de l'Etre » p.82, Editions Albin Michel (2008)
[56] Voir ChapitreVIII

b/ Emotionnelles – Expression des sentiments, dons artistiques.
c/ Mentales – Projections, vision de soi, adaptabilité, intelligence.
d/ Spirituelles – Amour de soi, force de vie, compréhension intérieure…
>> C'est le domaine de l'*ego*

2- Le système de croyance familial

Il se définit par *les permissions ≠ les punitions*
a/ Ce qui est bien, ce qui est mal
b/ Ce qui est possible, ce qui est impossible
c/ Ce qui est vrai, ce qui est faux
d/ Ce qui est désirable, ce qui est néfaste…
>> C'est le domaine de l'*éducation*

3- Le système de croyance social et ethnique

Il s'appuie sur l'opposition *mensonge ≠ vérité*
a/ Le comportement rationnel
b/ La profession
c/ Les lois, les codes
d/ Les valeurs sociales et culturelles…
>> C'est le domaine des *confrontations*

4- Le système de croyance de l'inconscient collectif

Il contient les peurs et les espoirs : *ténèbres ≠ lumière*
a/ Le temps, les âges de la vie
b/ Les états de conscience, l'inconnu, le mystère
c/ L'intuition, les symboles
d/ La guerre, les catastrophes, la mort…
>> C'est le domaine du *transpersonnel*

Ces quatre grands systèmes encadrent toute l'existence. Ils sont caractérisés par des tendances soit subversives, soit diffuses, soit dépressives, soit malsaines ou au contraire d'adhésion dynamique constructive, le tout formant un vaste amalgame plus ou moins défini. Renoncer à nos croyances enchevêtrées est toujours douloureux car elles sont inscrites au plus profond de nos mémoires formatives et il semblerait même qu'elles nous conditionnent tant que nous ne sommes pas prêts à y renoncer.

d) Pour trouver, sans savoir ce que l'on cherche...

Dans le monde actuel, on s'applique souvent à ajouter quelque chose. Ici, on va plutôt enlever le trop, le dévié pour dégager la forme juste, au cœur de soi. La place enfin libérée de ses désordres et encombrements qui bloquaient les issues de secours, on va pouvoir commencer à se reconstruire.

Nous n'avons aucune idée à l'avance du résultat, car va finalement se manifester quelque chose que nous ne connaissons pas au départ. Certes, nous avons exprimé intérieurement une ambition qui nous motivait pour démarrer mais que nous n'atteindrons jamais, car à la manière de l'horizon, elle va sans cesse s'éloigner et se reformuler différemment. Une autre dimension cependant apparaît, fil rouge de notre travail quels que soient nos résultats objectifs : c'est un sentiment intime de jubilation intérieure et d'estime de soi.

e) ...Et s'inventer un nouveau futur

Une fois la place libérée de ses vieilles « badernes » et autres certitudes, rien ne nous empêche plus de laisser libre cours à notre imagination créatrice et de reformuler de nouvelles potentialités plus ambitieuses !

***

Chapitre XVI
Quand reviendras-Tu ?

Comme on l'a déjà évoqué, l'ensemble du domaine psychique est réparti sur plusieurs *plans de manifestation* allant de la surface vers la profondeur.

Rappel :

La surface (l'apparence)

- *Niveau 0* : La personnalité active extériorisée

Les états intériorisés (pensées, sentiments, tous les affects, mouvements) :

- *Niveau 1* et *Niveau 2* : Les Centres Psychiques et l'Opac[57]
- *Niveau 3* et *Niveau 4* : Les sept Filtres et les Unités Psychiques

Ces quatre niveaux sont imbriqués selon le modèle des poupées russes à partir des dimensions macroscopiques (de type cinétique) jusqu'aux grandeurs infinitésimales (de type quantique).

I – LES FILTRES DU NIVEAU 3

Do Ré Mi Fa Sol La Si

Les Filtres sont les supports des programmes encodés de l'individualité psychique et sont générateurs d'informations. Leur organisation est calquée sur celle de la gamme musicale.

Quatre octaves consécutives de sept filtres sont nécessaires pour former l'Opac (*Octave Psychique Active Cyclique*), qui réside sur le Niveau 2. Trois filtres (appuyés sur les notes Do, Ré et Mi) concernent l'expression active et dynamique de la personnalité sociale extériorisée. Ce sont les filtres

[57] Voir le détail dans le chapitre VIII

mutables. Les quatre autres structures (notes Fa, Sol, La, Si) sont inamovibles : ce sont les filtres *fixes*.

A. Les Filtres mutables

Instables, inconstants, mobiles et versatiles, ils sont inscrits dans l'impermanence et le changement dans un cadre relativement défini. Polarisés et alternatifs, ils autorisent des comportements polymorphes et s'appuient sur l'apprentissage, l'adaptabilité, la prise de conscience par l'information et l'éducation. C'est le domaine privilégié du « développement personnel » où l'on souhaite apporter des corrections avantageuses.

- ❖ Ces filtres sont directement concernés par toutes les transformations souhaitables autorisées par la Thérapie des Clés©.

Chacun de nous est intimement conscient de carences ou d'excès, de manques ou de difficultés diverses : ce sont toutes les imperfections, petites ou grandes, inconfortables ou carrément insupportables, qui empêchent l'acquisition d'un bon équilibre existentiel et freinent toute tentative d'amélioration. C'est ici que le travail sur soi permet d'innover voire de corriger les faiblesses de la personnalité et l'action du traitement est automatique.

Il y a aussi les tendances individuelles sources de pathologies chroniques variées. Elles trouvent leur origine dans la plupart des perversions énergétiques, les comportements déviants ou toxiques souvent appuyés sur un manque de confiance en soi ou une sensation prégnante d'inadaptation ou d'illégitimité, avec des tentatives de compensations plus ou moins nocives parfois très anciennes.

Par la remise en question des *systèmes de croyances* inadaptés qui s'y rattachent, on peut développer de nouvelles manières d'être, de penser et de s'affirmer qui permettront de se valoriser en procurant une bonne certitude de sécurité.

B. Les Filtres fixes

A l'opposé des précédents, ils sont très stables, invariables, immuables, perpétuels. Ils sont les principaux supports de la part intime se rapportant à notre nature profonde, notre style de sensibilité, nos tendances et dispositions particulières, notre tempérament. Etant inamovibles, rien ne peut être entrepris pour en modifier délibérément la structure. Il faudra accepter ces aspects de soi-même et le traitement ne sera d'aucun secours pour y apporter une quelconque transformation ou disposition. Par contre, il aura d'autres objectifs et permettra de détendre, d'apaiser mais aussi de comprendre.

La croyance à laquelle il nous faut renoncer, c'est celle qui consiste à imaginer qu'on puisse radicalement étouffer l'expérience de la souffrance ou de la douleur. Ainsi, quand nous ressentons de la souffrance, ces filtres-programmes nous expliquent que ce n'est pas parce que quelque chose ne va pas, mais parce que c'est normal de la ressentir et qu'elle fait partie de la vie.

Remarque sur la note Fa : elle concerne un filtre-programme qui sert de « référence mémorielle » à la personnalité. En tant que ratio inamovible, ce filtre assure la pérennité des orientations comportementales inscrites jusque dans le corps et qui procurent à cette personnalité sa spécificité reliée à sa structure originelle.

Remarque sur la note Si : Elle supporte un filtre-programme définissant la sensibilité involontaire par les rattachements aux mémoires primaires de l'incarnation reliées aux objectifs et orientations qui la concernent.

II – CES VÉRITÉS QUI DERANGENT

Ce n'est pas facile d'accepter l'idée qu'il faut abandonner l'espoir d'éradiquer l'insécurité et la douleur. Mais c'est justement cette prise de conscience qui permet d'entreprendre un travail sur soi bien ciblé, où les conséquences sont mieux comprises.

Nous continuerons à faire des expériences sous la forme de déceptions, sous la forme des choses qui ne marchent pas, toutes ces choses dont nous ne voulons pas. Pourtant, nous serons surpris par notre nouvelle capacité à accepter ce qui est. Cela veut dire *faire face* aux faits tels qu'ils sont, grâce à la distance acquise, qui est une vraie force et qu'on ne peut jamais simuler. Cette nouvelle incitation à demeurer présent et centré, permet d'entrer en complicité bienveillante avec soi-même.

III – PÉRIODICITÉS ET EXISTENCE

La vie est une proposition constante d'alternances entre ces deux structures opposées et irréductibles que sont les Filtres actifs polarisés et les Filtres passifs statiques. Les premiers sont les fers de lance de l'*ego* dont ils définissent la longueur et la largeur sociales. Les seconds lui donnent son épaisseur, ou dimension sensible intérieure. C'est un cadre dont nous ne sortons jamais puisqu'il enferme l'espace-temps de notre réalité psychique, qui est le monde subjectif dans lequel nous sommes cantonnés.

Cependant, quand nous modifions nos réactions et sortons de nos schémas de comportements, quelque chose change qui ouvre l'horizon et bouscule les sensations habituelles. Car malgré toutes les difficultés et les blocages auxquels il se trouve confronté, le traitement de la Thérapie des Clés© agit, et on le remarque vite.

❖ Nous observons en nous-mêmes de nouvelles réactions et malgré échecs et retours en arrière inévitables, nous nous percevons différents.

IV – LES MIRACLES DU QUOTIDIEN

La vie est essentiellement remplie de défis. C'est parfois doux et c'est parfois amer. Notre corps se crispe, ou bien se relâche. Nous avons la migraine ou nous nous sentons en pleine forme. Nous sommes confiants ou désappointés. La Thérapie nous offre la capacité à gérer cette dérive inévitable qui cependant décline et se dissout lentement, pour devenir infime sans jamais cependant complètement disparaître.

Prendre conscience de nos imperfections ne doit plus nous empêcher de faire la différence entre la réalité de la limite indépassable qui nous définit et les différentes étapes qui y conduisent. Nous conservons ainsi une stabilité raffermie et une bonne confiance en nos aptitudes, mieux évaluées, mieux comprises et acceptées. On sait qu'on ne pourra jamais demander plus que ce qui est imposé par ces barrières infranchissables qui bornent inéluctablement le cadre de notre existence.

En permettant la confrontation directe avec le caractère immédiat de notre expérience, nous abandonnons tout projet de fuite ou de refus. S'en tenir à ce que nous voyons en éprouvant simplement nos propres sentiments, permet d'entrer en rapport avec notre esprit de sagesse.

V – LES CREUX ET LES PLEINS

Curieusement, quand notre objectif principal est d'essayer de nous protéger de l'inconfort de notre vie, nous sommes en état de souffrance. Alors nous faisons tout ce qui est en notre pouvoir pour ne rien ressentir de menaçant en nous protégeant, mais cette enceinte fortifiée est à la fois une protection et un piège qui emprisonne la douceur du cœur.

Par la prise de conscience de cette enceinte, nous entrons en contact avec la faiblesse intérieure qui y réside et nous pouvons d'autant mieux la compenser. En devenant les artisans de notre victoire, nous apprécierons mieux le sens et la valeur des choses.

Quand nous écoutons la pluie, quand nous ressentons la chaleur du soleil sur la peau, quand nous surprenons notre reflet dans une vitre. Quand nous nous souvenons de ce sourire complice de la part d'un inconnu, d'une gentillesse inattendue. Quand nous éprouvons soudain la force irrésistible de cette partie de nous qui restait cachée dans les replis de l'âme.

Gratitude pour une musique entendue, une peinture admirée, un poème retrouvé au fond de la mémoire. C'est ainsi qu'en suivant le chemin proposé par le Thérapie des Clés©, nous rencontrons notre peine, nous rencontrons notre joie, chaque fois qu'elle nous oblige à renoncer à nous cramponner à nos défenses chèrement construites pour regarder de très près le monde autour de nous.

VI – LES EXTREMES ET LE CENTRE

Le chemin qui se profile nous amène tout naturellement à dépasser les notions conventionnelles de vertu ou de défaut en nous permettant d'oublier les limitations dualistes pour développer la souplesse de notre esprit. Ce n'est pas une question de noble intention et il n'y a pas de rattachement au sens du bien-être et du mal-être. C'est une capacité essentielle qui permet de « se détendre ».

Cette facilité à gérer le réel est l'antithèse de notre ancien comportement qui s'appuyait justement sur le *stress*, qui se définit lui par un maintien permanent sous tension. On peut en donner comme exemple le comportement homosexuel, qui implique le bien-être individuel en opposition avec la notion sociale du correct et de l'inconvenant. En voyant les choses telles qu'elles sont, nous commençons à mettre de la distance sans qu'il y ait prise de décision volontaire.

VII– LA DISCIPLINE

La Thérapie des Clés© suppose la mise en place d'une organisation douce mais cependant rigoureuse. Elle se manifeste par différentes pratiques thérapeutiques qui deviennent vite les alliées des bons et des mauvais jours en installant une nouvelle perception de l'écoulement du temps. C'est ainsi que chacun découvre l'intérêt qu'apportent le rythme et la régularité de cette forme de travail sur soi qui, tout en étant quasi quotidien, requiert un très faible investissement de temps, moins que de se laver les dents trois fois par jour.

Ce parcours de la discipline nécessaire fournit l'encouragement à la prise de conscience et au lâcher-prise. En découvrant davantage de choses sur soi-même, en remarquant mieux ses tendances réactionnelles habituelles, on peut facilement les rattacher aux programmes-codes et à ce qu'ils nous apprennent.

VIII– LA PROTECTION

Voir la souffrance en tant que souffrance telle qu'elle est, permet d'accéder à la compassion raisonnée pour soi-même qui est le premier pas vers la guérison. Il y a parfois besoin d'aide, quand les circonstances se font plus mordantes et que la plongée dans les eaux froides devient trop intense, quand la nuit noire de l'âme enserre l'être dans son étreinte.

Chaque situation où l'on se retrouve coincé est précisément l'étape où l'on pourra apprendre quelque chose. On apprécie grandement les encouragements pour pouvoir expérimenter sans risque ce genre d'épreuve et la Thérapie des Clés© est vraiment là pour ça. Mieux que personne, elle connaît nos failles, nos faiblesses, nos lâchetés, nos désespoirs et nous ramène sur la rive à pieds secs.

C'est ainsi que l'on s'attache de moins en moins au vrai ou au faux et le désir s'intensifie d'abandonner ce mystérieux fardeau qu'on semblait porter.

***

5ème partie – VEILLÉE

SUR LA POINTE DE L'ICEBERG

Chapitre XVII
Quadrature

I– L'HORREUR DE LA SITUATION

Il nous faut maintenant revenir à l'origine, c'est-à-dire au point de départ. Après tout ce parcours à la recherche de ce qui génère et conditionne notre nature d'être, ne sommes-nous pas finalement contraints d'admettre une vérité essentielle, pour mieux évaluer les enjeux qui nous attendent et surtout mieux comprendre pourquoi rien n'est simple en matière de psychisme.

En effet :

« *Chaque tentative pour nous changer ou nous améliorer afin d'éviter un sentiment, nous conduit sans cesse à la manipulation, de nous-mêmes ou d'autrui, et cela ne modifie en rien l'impression sous-jacente d'insuffisance que nous continuons inconsciemment à fuir*[58]. »

Cette remarque de bon sens pourrait sérieusement nous faire désespérer d'un avenir meilleur. D'ailleurs, si nous approfondissons la question avec la description négative du sens des Fleurs de Bach, soyons sûrs d'en être encore un peu plus secoués.

II- TRAVAUX PRATIQUES AVEC LES FLEURS DE BACH

Pour en avoir le cœur net, faisons le tour complet de nos affects, de nos excès et de nos manques grâce à la symbolique des Fleurs de Bach. Nous pourrons ainsi découvrir comment et pourquoi elles nous aident à définir l'ampleur du problème. Voici comment procéder :

Pour être sincère dans ma démarche d'évolution et de recherche intérieure, il faudrait maintenant arrêter de tricher par rigidité mentale et par orgueil (1-*Rock Water*), et d'éviter cette tendance pourtant si douce et agréable de ressentir de la pitié pour moi-même en revendiquant de bonnes (mauvaises)

---

[58] Richard Moss, idem, p.79

raisons, pour que chacun autour de moi soit attentif à répondre à mes besoins (2-*Chicory*).
L'intuition serait une puissante alliée à condition de la laisser s'exprimer et de l'écouter (3-*Cerato*) pour que les tergiversations et le doute sans fin ne soient plus permis (4-*Scleranthus*).
Peut-être alors serai-je submergé par la culpabilité (5-*Pine*) mais il est vain de chercher quelque excuse trop facile du côté de ma propre faiblesse (6-*Larch*) ou de ma fâcheuse habitude à m'extraire volontiers du moment présent (7-*Clematis*) ou encore de mon passé si heureux ou au contraire tellement difficile, finalement peu importe (8-*Honeysuckle*).
Si j'ai peur de me regarder en face (9-*Mimulus*) ou si j'estime carrément ne pas être concerné car je suis une personne de valeur (10-*Water Violet*), il me faudra quand même de l'aide pour ne pas renoncer et continuer ma quête (11-*Gentian*). Pourtant, cela risque de provoquer en moi quelque forme de dégoût ou de honte (12-*Crab Apple*). Alors l'envie de tourner le dos pourrait facilement prendre le dessus (13-*Agrimony*) pour éviter de perdre les pédales et être obligé d'affronter le pire (14-*Cherry Plum).* Surtout rester zen et garder mon calme, même si ça bout et fulmine dans ma poitrine (15-*Impatiens*).
Peut-être au contraire, aurai-je envie d'en découdre de gré ou de force (16-*Vine*) pour défendre pied à pied mon bon droit avec tous les arguments possibles (17-*Vervain*). J'ai peut-être du mal à me connaître mais je sais toujours ce qui ne va pas chez les autres (18-*Beech*) et ne veux surtout pas me laisser doubler (19-*Holly*).
De toute façon le destin n'est jamais tendre avec moi (20-*Willow*). Il me réserve toujours de bien mauvais coups et alors c'est le risque de la peur panique (21-*Rock Rose*). Je pleurerais volontiers sur les insondables mystères de mon triste sort, au risque de sombrer dans une noire dépression (22-*Mustard*). Mais grâce au ciel, je suis têtu et accrocheur, j'ai de bonnes dents et ne lâche pas facilement prise (23-*Oak*).

Petites manies, grandes tendances, quel avenir me réservez-vous ?
J'ai tellement pris l'habitude de tout accepter ce qu'on me demande sans me plaindre (24-*Centaury*) que je ne sais plus comment faire autrement (25-*Chestnut Bud*). Je désespère d'y arriver un jour (26-*Gorse*) et de toute façon je ne sais jamais quelle direction prendre (27-*Wild Oat*). Cela provoque

parfois en moi un véritable désespoir (28-*Sweet Chestnut*) de ne pas trouver l'énergie pour seulement sortir du brouillard et sérieusement commencer ma quête (29-*Hornbeam*). Alors je reste là, comme paralysé et sans but (30-*Wild Rose*).
Si je suis si fatigué (31-*Olive*) c'est évidemment parce que je suis surchargé de travail et que je manque de soutien. Les autres ne sont même pas capables de m'aider mieux et me fuient, moi qui ai pourtant tellement besoin d'être bien entouré qu'il me faut parfois les retenir de force (32-*Heather*). Sinon je me retrouve à la merci de mauvaises pensées (33-*White Chestnut*) qui me tourmentent et me laissent en proie à de funestes pressentiments (34-*Aspen*). Arriverai-je jamais à me libérer de cette crainte obsessionnelle pour mes proches (35-*Red Chestnut*) qui barre l'horizon de toute mon existence ? Je suis tellement sensible à leurs avis et leurs envies que je n'écoute jamais ma propre voix intérieure (36-*Walnut*). Trop absorbé par l'excès des tâches que je m'impose, finalement je n'exprime plus rien de mes réelles capacités qui pourtant m'appellent avec force (37-*Elm*).
Au fond de moi (si je suis sincère) je sais que quelque chose pleure et m'appelle (38-*Star of Bethlehem*). Tout cela me mine et me blesse. Je perds courage, j'ai la pénible impression que je ne tiendrai plus longtemps (39-*Rescue*).

Petites manies, grandes tendances qui occupent ma vie, qui gagnera de vous ou de moi ? La délivrance viendra de l'intensité de mon désir et de la sincérité de ma quête.

III- LA FORCE ET LA FAILLE

Trente-huit Fleurs de Bach pour nous parler de nous par leurs messages qui touchent au plus juste de notre réalité. Qui peut faire un sans-faute ?

Inutile de se mettre en colère ou de perdre confiance dans sa capacité à se libérer. Choisir les élixirs adaptés est extrêmement complexe et certes le Rescue (même s'il contient cinq élixirs) n'y suffira pas ! Comme on peut aisément s'en rendre compte à la lecture de cet état des lieux décapant et si l'on veut bien y consentir, le nombre de bilans, de choix, d'assemblages des élixirs sera quasiment infini pour chacun de nous. *Ad vitam aeternam…*

La Thérapie des Clés© est l'outil le mieux adapté grâce à sa capacité à réaliser en permanence et à bon escient les innombrables associations d'élixirs nécessaires. C'est ainsi que l'on bénéficiera au maximum de leur fascinante efficacité pour nous aider.

IV- UNE EXPÉRIENCE PROTÉIFORME

La prochaine étape de la psychologie contemporaine devrait permettre de faire basculer l'inconscient collectif actuel si pesant et oppressant, pour faire évoluer la mentalité globale vers une humanité plus saine dont les objectifs mieux partagés qui passent par la progression des prises de conscience individuelles.

Afin d'y parvenir, il est nécessaire de tendre vers la compréhension encore très ésotérique des plans subtils, pour permettre à l'énergie du *plexus solaire*, qui définit l'individu avide et insatiable, de monter vers le *plexus cardiaque*, siège de l'individualité apaisée et assumée[59]. Ainsi pourra se manifester sans crainte et sans haine, la puissance de la parole libérée du *centre de la gorge*.

En effet, l'asphyxie dont souffre aujourd'hui la spiritualité est liée à la prééminence du plexus solaire, qui précipite l'être humain vers une « société de consommation » pourtant si décriée. Cette attitude supprime tout désir de s'impliquer dans une recherche profonde d'évolution de l'intériorité, qui est toujours un cheminement individuel ponctué par des crises existentielles inévitables. Mais c'est seulement ainsi que l'on en arrivera à mieux vivre ses propres sensations et forces perturbantes dans une relation réelle consentie, et non pas grâce à une technique appliquée de l'extérieur ni même une volonté d'apprendre.

Dans cette matrice énergétique qui nous anime et nous définit, toute évolution ne deviendra possible que par une immersion acceptée en conscience dans sa réalité profonde. Il ne peut jamais en être autrement.

V- MISE A L'ÉPREUVE et FINALISATION

Il reste une mise au point à faire, et ce n'est pas la plus facile car c'est une vérité ennuyeuse. Quand on évoque auprès d'un public peu averti, l'intérêt des traitements vibratoires comme les Fleurs de Bach ou même l'homéopathie, on se heurte la plupart du temps à une réaction d'incrédulité voire une résistance condescendante.

[59] On peut consulter à profit l'ouvrage de Leïla Chellabi « Du Rêve ou de son absence » Cledam Editions (1995).

C'est ainsi que la liberté d'expression peut s'en trouver insidieusement sapée sur ses bases, car l'incompréhension est d'abord un manque de références intellectuelles et peut être aussi la manifestation d'un manque d'ouverture et de curiosité ; elle entraîne une difficulté majeure à faire évoluer les consciences vers plus de tolérance et d'accueil envers ce qui n'est pas officiellement reconnu par l'autorité de pouvoir.

Ce comportement n'est pas sans rapport avec l'attitude adoptée par la communauté scientifique. Celle-ci invoque la difficulté de vérifications et de contrôles de résultats pour mettre en doute l'efficacité de ces soins, par défaut de preuves reconnues appuyées sur des résultats chiffrés validés.

- Cependant, une batterie de tests de résultats systématiquement reproductibles, permet de justifier la valeur objective des bénéfices[60] obtenus dans la Thérapie des Clés©.

Il faut préciser que ces différents bilans ne peuvent de toute évidence s'appuyer que sur des méthodes également vibratoires donc intuitives. C'est ici le domaine du test des pouls en médecine chinoise ou en kinésiologie (méthode qui s'appuie sur une lecture énergétique des muscles), mais aussi et surtout de la radiesthésie qui permet tous les questionnements ciblés et propose des réponses pertinentes.

Médecines ou psychologies dites « *énergétiques* » sont à considérer comme appartenant à un domaine parallèle à la biochimie classique dont elles sont le complément naturel. Elles s'adressent à une population accessible à cette réalité des fréquences vibratoires comme supports essentiels et primordiaux de la vie, ce qu'il n'est plus possible de nier aujourd'hui.

***

[60] Voir les détails dans l'annexe sur les trois tests de fréquences cadres

Chapitre XVIII
LA CONTESTABLE IMPOSTURE

I – PROGRESSION PARADOXALE

Quand nous souhaitons nous transformer, nous sommes confrontés à une possibilité double dont chaque aspect est corrélatif de l'autre : d'une part le désir d'avancer dans notre connaissance de nous-mêmes, et d'autre part la crainte de découvrir les raisons de nos peurs.

Cependant ce qui est gratifiant, c'est le fait que chaque cycle d'évolution nous amène à un niveau supérieur de conscience exactement comme la réalité physique d'un escalier en colimaçon qui nous donne l'impression paradoxale de revenir au même point alors qu'on s'est élevé d'un étage.

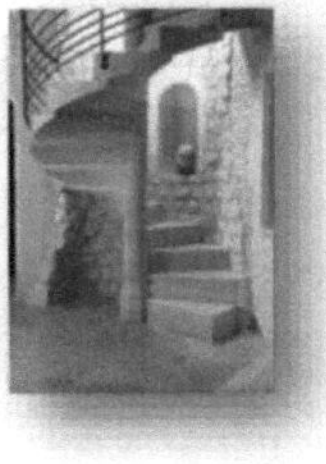

La qualité de la perte et du gain n'est pas de même nature :

- on gagne en équilibre, ce qu'on perd en déséquilibre.

Notre monde étant inscrit dans ce processus de dualité, il y a toujours corrélation entre deux opposés irréductibles (haut et bas, froid et chaud, agréable et déplaisant…). Notre chemin d'évolution est un parcourt entre ces deux tendances extrêmes, points de référence de notre existence. Cela est rendu possible grâce à la transformation de la force d'inertie en force cinétique, ce qui est d'abord un problème d'énergie. C'est ce que permettent les Fleurs de Bach, puisque leurs caractéristiques vibratoires s'appliquent aux tensions électriques des ondes et particules dont nous sommes constitués.

Un lien secret et souterrain unit les inclinations contraires formatives, et sans lui il n'y aurait aucun changement possible ni même pensable. Les conditions optimales pour un travail sur soi efficace sont donc d'apporter de l'aisance à ce phénomène inconfortable de rééquilibrage.

Avec les Fleurs de Bach, on bénéficie d'un grand avantage, car elles contiennent chacune en leur sein la panoplie complète de la signature vibratoire positive dont elles sont porteuses. Si on l'assimile à une couleur, on peut débuter la résonance émotionnelle de chaque élixir en partant du ton le plus foncé pour aller jusqu'au plus clair.

Par exemple : s'il s'agit d'une peur, on part de la panique pour passer par la frayeur, puis la crainte, puis le trac pour basculer vers l'intrépidité, puis l'audace, puis le courage, puis l'héroïsme pour finalement installer au centre, l'assurance de la quiétude intérieure.

Grâce à l'action conjuguée des prises de conscience qui surgissent, on parvient à moduler l'impact de toutes ces tonalités enchevêtrées. C'est ainsi que peut s'élargir la *fenêtre de conscience* qui définit notre ouverture sensible au monde, ce qui provoque une modification visible de toute l'attitude générale.

II - CONSTAT D'IMPUISSANCE

Entreprendre un travail sérieux sur soi représente une gageure d'une incroyable difficulté. Pourtant le désaccord avec soi-même, qui est un état parfois insupportable, en appelle la libération pour permettre d'accéder à ce que l'on sent de sa vraie nature, car chacun a une intime certitude de ce qu'il pourrait être, de ce qu'il devrait être.

Le premier acte à poser, sera de reconnaître sans excès d'indulgence ce que nous sommes et ce que nous exprimons, manifestation visible constamment actualisée de ce que chacun croit de lui-même et qui s'expose aux regards. Nous pourrons alors accepter que cette forme « provisoire » qui nous représente soit simplement une « peau » qui sert d'écran entre notre nature profonde et ce que la société attend de nous. Ce sera comme un silencieux travail de mue qui permet de s'accorder la possibilité de la métamorphose.

Mais ce changement ne pourra jamais à priori être le produit de la détermination ni de l'enthousiasme. Il y faudra au préalable une prise de conscience grâce à la constatation indulgente de chaque situation.

- C'est ainsi que par l'application juste de mon libre arbitre, je pourrai commencer à me sensibiliser aux influences et aux impératifs enclenchés par le déroulement thérapeutique.

III – LA CRISE DES REPÈRES

Il arrive que cette question essentielle se pose : Pourquoi ai-je voulu cela ?

Il est possible que l'état psychique dominant dans notre monde actuel, non seulement n'ait pas tendance à évoluer vers le mieux mais qu'au contraire, les états psychologiques et moraux semblent régresser. On a ainsi observé la recrudescence des divorces dans nos sociétés occidentales (44% en 2016), où les mariages répondent souvent à des normes sociologiques plutôt qu'à des preuves d'attirance authentiques et durables.

Tout cela semble relié au manque de culture, à la dégradation des dialogues dans le couple, à l'impossibilité de faire les concessions toujours nécessaires au maintien réaliste de son équilibre. L'ignorance et même l'incapacité de comprendre les dynamismes psychologiques profonds, provoquent comme des lames de fond dévastatrices. Le déni de responsabilité individuelle s'appuie sur une incapacité à assumer son propre désir, ce qui apparaît à l'extérieur comme un manque de bon sens et en même temps une sous-estimation de soi.

Seulement l'effort de compréhension de ses propres problèmes psychiques amène une maturité plus grande, qui autorise la découverte éclairante de l'intérêt majeur d'entreprendre un travail sur soi sans tarder davantage. On pourra seulement alors constater une désintoxication progressive des problèmes relationnels et une évolution plus harmonieuse de la personnalité mieux « accordée » avec elle-même, avec les autres, avec les besoins et les attentes de toute existence équilibrée.

IV – LES RESSOURCES DE LA THÉRAPIE DES CLÉS©

On imagine facilement l'intérêt qu'il y aurait, pour toute société désireuse d'aider et de soutenir sa population, à ce qu'une partie de ses membres ait l'ambition légitime de se soumettre à une transformation salvatrice par un élargissement de son niveau de conscience. Cela permettrait ainsi de s'élever au-dessus du niveau de la conscience de masse du moment, car n'étant plus tout à fait semblable aux contemporains.

C'est tout le projet de la Thérapie des Clés© que d'aider à cette révolution et elle en a les moyens par sa facilité d'usage. En effet, sa pratique se faisant à domicile à l'inverse des autres thérapies, elle ne nécessite aucune localisation spécifique ni aucun déplacement. Sa durée, nécessairement très longue, permet d'enclencher une évolution d'un niveau acceptable, cela sur un temps hebdomadaire extrêmement faible.

Si elle ne convient pas à tout le monde en général, elle peut apporter un mieux-être stabilisé pour quantités d'êtres humains souvent désemparés, qu'ils fassent partie d'une jeunesse en manque de repères et de compréhension de ses objectifs, ou d'une population adulte confrontée à des difficultés existentielles inopportunes.

V – CARACTERISTIQUES DE LA THÉRAPIE DES CLÉS©

A- Ses faiblesses apparentes

Etant un « OTNI » (Objet thérapeutique non identifié), elle manque singulièrement de surface visible. D'autre part, sa mise en œuvre de processus intérieurs considérables peut générer des craintes et des freins. On peut signaler en vrac, quelques difficultés qu'elle rencontre pour se faire connaître et apprécier :

- Sa théorie révolutionnaire semble peu compréhensible car appuyée sur des concepts trop novateurs.
- L'utilisation massive de ces potions mal connues voir inconnues que sont les « petites » Fleurs de Bach, peux provoquer des malentendus voire du rejet.
- Sa revendication à proposer une thérapie de type vibratoire semble peu convaincante car trop originale et mystérieuse.
- Ses techniques de tests déroutent et interrogent, car appuyées sur des systèmes peu compréhensibles : les chakras, la tonalité, la vivacité, les échelles de valeurs des différents étages psychiques…
- Ses affirmations péremptoires concernant l'impact qu'imposent les niveaux individuels de fréquences vibratoires :

  1-Mauvaises fréquences > 2-Tonalité médiocre > 3-Vivacité basse > santé douteuse > état d'être général faible voire déficient.

- Son vocabulaire « ésotérique » : circuits énergétiques, bases de données, chaînes d'expressions, codages et programmes psychiques...

B- Ses intérêts et objectifs

Elle met en avant la prise en considération de tous les éléments qui constituent la vie (la biologie, l'énergie électromagnétique, la théorie vibratoire de la physique) et la façon de les aborder de manière harmonieuse.

Elle ne propose pas seulement une amélioration conséquente de la santé ni une rémission des difficultés psychiques, mais un vrai travail de fond pour reconquérir au plus près sa nature originelle revitalisée.

Sa théorie, qui semble révolutionnaire, ne sort pourtant pas de nulle part. Elle s'appuie au contraire, sur des enseignements traditionnels parfois millénaires (tant orientaux qu'occidentaux), mais aussi sur l'architecture du corps humain et de la cellule, chacun de ces modèles apportant une vision réaliste des tendances privilégiées par l'organisation universelle du vivant et de la conscience.

Pris ensemble, ils ont permis de suggérer des méthodes, de proposer des stratégies, de définir des procédures en s'appuyant sur des symboles et des analogies réalistes.

VI – LES ATOUTS DE LA THÉRAPIE DES CLÉS©

Elle s'appuie sur un principe essentiel à la base de toute méthode de travail sur soi ambitieuse qui consiste à faire plus de clarté dans l'esprit humain, sans empiéter sur ses données existentielles :

> Ainsi, quand on veut nettoyer un lac, avant d'ouvrir les vannes du barrage pour le vider de son eau, on en préserve les poissons qui y vivent ; ensuite on accède à la vase et aux dépôts organiques des couches profondes en toute sécurité. On y découvre les objets divers échoués dans les bas-fonds que l'on peut interpréter, nettoyer ou éliminer. C'est ainsi que les eaux deviendront plus transparentes.

Ce travail harassant est salissant et parfois on y respire mal. Mais le gain est si grand qu'on n'a pas à hésiter car que pourrait bien apporter une amélioration temporaire, quand tout l'enjeu de notre existence est le but ?

En effet, rien ne marche qui n'agisse pas sur les bons leviers, pour activer les bons ressorts qui déclencheront les vraies solutions, celles qui changent radicalement et définitivement, c'est-à-dire pour toujours, la notion de l'identité de « ce que je suis » et qui nourrit la force intérieure d'être.

C'est l'objectif ambitieux de la Thérapie des Clé© de développer et amplifier la portée réelle de ces essences subtiles que sont les Fleurs de Bach. Leurs qualités vibratoires, en résonance avec le psychisme humain, leur procurent une capacité polyvalente à s'y intégrer à bon escient à la manière d'un substitut bénéfique.

Il est probable que d'autres substances similaires auraient pu être utilisées avec une méthodologie approchante. Les Fleurs de Bach sont simplement les plus pratiques et probablement, les plus efficaces.

Loin d'être complètement décryptée, depuis qu'elle existe la Thérapie n'a jamais cessé de produire de nouvelles méthodologies de soins, qui sont autant de pistes de découvertes pour tout chercheur passionné !

***

Chapitre XIX
Une thérapie vibratoire (2)
Conventions

Avertissement – La théorie de la Thérapie des Clés© étant complexe, il a été jugé utile d'en reprendre certains aspects sous différents angles, leur maîtrise par le grand public n'est cependant pas nécessaire pour l'entreprendre.

I – POURQUOI ÇA FONCTIONNE

Parallèlement au fonctionnement purement chimique des molécules, il existe une autre propriété fondamentale sur laquelle s'articule toute vie : c'est le phénomène vibratoire, qui est le principal objectif de la Thérapie. Il s'agit de rééquilibrer puis de renforcer les structures vibratoires qui maintiennent les processus vitaux de l'organisme et toutes les manifestations existentielles qui s'y rattachent telles que perceptions, sensations, mouvements, émotions, mentalisations.

Cette thérapie, qui consiste en l'ingestion d'un produit (quelques gouttes d'un ou plusieurs élixirs floraux), provoque une modification des fréquences essentielles qui sont en rapport direct avec les fonctions électromagnétiques régissant les énergies vitales multiformes.

Par exemple, si l'on est assailli par un subit coup de fatigue dans une randonnée en montagne, il suffit de prendre quelques gouttes d'*Olive* et l'énergie remonte si vite qu'on peut repartir immédiatement d'un bon pied.

Un autre intérêt des Fleurs de Bach concerne la précision de l'information qu'elles apportent sur la nature des états d'être qu'elles traitent. C'est ainsi que se développe la compréhension émotionnelle, mentale ou sensitive, qui permet d'accéder à une forme raffinée de thérapie cognitive en appréhendant facilement ce qui était souvent resté mal défini jusque-là.

Par exemple, une difficulté à attendre tranquillement, pour laquelle on avait diagnostiqué *Impatiens* (tendance à vouloir aller vite), alors qu'il s'agit en réalité de *Vine* (principe de l'autorité).

Les élixirs, qui s'expriment dans l'un ou l'autre des quatre types (A, B, M ou D), démontrent des comportements ultra personnalisés donc valables uniquement pour le cas concerné. Cependant, à cause de la complexité du psychisme, la plupart des notions sont souvent fragmentaires voire même contradictoires.

Par exemple, la forte capacité d'affirmation de *Vine* (Vigne) qui se retrouve contrée par la candeur naïve de *Centaury (Centaurée)* chez la même personne indique une probable inconstance dans le comportement.

En permettant d'interpréter ces très nombreuses spécificités, on peut accéder à une bonne correspondance entre les multiples propriétés des Fleurs de Bach et leurs cibles psychologiques une fois circonscrites.

II – COMMENT ÇA AGIT

N'étant pas un médicament, cela ne fonctionne pas chimiquement. N'étant pas une formule magique, cela ne fonctionne pas non plus avec « Abracadabra ».

De tout temps l'être humain a cherché, par l'absorption de potions « miraculeuses », à améliorer ses conditions d'existence aussi bien matérielles que psychologiques. Aujourd'hui, il prend les mêmes potions en sachant qu'elles sont appuyées sur des connaissances scientifiques telles que la gravité et la force électromagnétique. En fait, comme nous l'avons déjà entrevu, cela fonctionne à partir de ce même *principe vibratoire* sur lequel s'articulent toutes les manifestations de l'existence humaine, tant psychiques qu'organiques.

Les avancées scientifiques aujourd'hui prouvent que les mouvements corpusculaires ou vibratoires sont généralisés et constituent le fondement de tout l'univers donc également de toute matière quelle que soit sa disposition, physique, biologique ou énergétique. Il se trouve que les Fleurs de Bach sont de nature à créer ou rétablir des états de fréquences cohérents en nous reliant à des *niveaux d'être* plus raffinés. C'est cette propriété essentielle qui est recherchée et amplifiée dans la Thérapie des Clés©.

Les difficultés ou erreurs d'adaptation psychologique de tous ordres que provoquent les troubles névrotiques voire psychotiques, sembleraient se rapporter dès leur origine à des anomalies fonctionnelles du *rayonnement vibratoire individuel*. Elles sont dites « fonctionnelles » car inscrites dans la structure même du psychisme où elles génèrent des processus réactifs perturbateurs.

Ces perturbations, en provoquant des parasitages subversifs, prennent en otage le fonctionnement énergétique naturel de la personne pour le dévier plus ou moins de sa ligne émettrice adéquate. Ainsi, dès lors qu'il y a constatation d'une incohérence, on peut penser qu'on est en présence d'un déséquilibre vibratoire qui recouvre tant les aspects physiques que psychiques.

Derrière le malaise existentiel générateur des souffrances et des douleurs, il y a l'incompréhension causée par l'erreur de jugement sur la nature du problème. Or, un fonctionnement bancal causé par une déviation perpétuelle de l'énergie que nous recevons, transformons et émettons, provoque fatalement des déformations lourdes de conséquences.

C'est pourquoi, pour que l'approche thérapeutique soit la plus profitable, il sera toujours conseillé de compléter le travail de guérison par ces deux composantes, cognitives et énergétiques. Ce qui est perçu comme une lourde tâche par les pratiquants de la Thérapie, pour qui le confort de se laisser simplement porter par le traitement est souvent largement privilégié !

III – COMMENT CETTE ENERGIE SE MANIFESTE

Si cette énergie n'existait pas, la vie certainement n'existerait pas non plus car elle est l'expression même de cette dynamique qui engendre le mouvement :

E(*énergie*) = M(*masse*) x C^2 (*vitesse au carré*)

La célèbre équation d'Einstein trouve ici tout son sens et nous tous démontrons sa réalité manifestée à chaque instant car « E » est la preuve que nous sommes bien *vivants*. De l'adéquation de l'énergie dont chacun est porteur avec l'énergie universelle qui ruisselle sur le monde, dépendra la qualité de notre vie.

La difficulté, c'est de la ressentir comme telle. Un bon moyen d'être en synergie avec elle pour en comprendre l'action, c'est simplement d'entrer en résonance en nous laissant irradier, de même qu'en écoutant un morceau de musique qui nous touche, nous vibrons sur une fréquence plus finement harmonisée. Quand nos énergies sont alignées, quand notre état d'être est centré, nous éprouvons de la *joie*, qui est la manifestation naturelle d'une haute qualité vibratoire.

IV – ACCORDS-DESACCORDS

Quand une balance est en déséquilibre, il ne s'agit pas de rétablir l'équilibre par un contrepoids, mais au contraire d'enlever le surpoids qui provoque le déséquilibre, ce qui lui permet de retrouver sa stabilité naturelle sans avoir à passer par les tâtonnements d'une posologie de compensation.

La problématique que l'on rencontre, c'est que l'on prend les faits pour la cause alors que le *symptôme* n'est que la mise en évidence du déséquilibre. Par exemple :

- les anxiolytiques pour calmer l'angoisse
- les somnifères pour oublier l'insomnie
- l'aspirine pour stopper la migraine
- l'alcool pour enrayer la timidité
- la drogue pour occulter le découragement

Quel que soit son mode d'expression physique ou psychique, c'est seulement en s'attaquant à la cause que l'on en détruira l'effet. C'est bien là où réside toute la difficulté. La précision du diagnostic, toujours délicat et même incertain, sera compensée grâce à l'influence d'un traitement vibratoire globalisé bien construit. En effet, il pourra agir dans tous ces domaines sans qu'il y ait nécessité de compréhension, puisque le lieu même de son action est la plupart du temps difficilement indécelable.

V – LES QUATRE TYPES D'UNITÉS PSYCHIQUES

Etant assimilées à des « cellules énergétiques » constitutives du maillage du psychisme, les Fleurs de Bach sont ici appelées des *Unités Psychiques*. Elles se répartissent sous quatre formes autonomes et spécialisées qui déterminent les diversités, les similitudes et les différences, en distinguant des catégories cadres de l'activité psychique. Leur action cumulée permet de circonscrire des programmes individuels comportementaux.

Rappel de la signification propre des quatre types :

1. Le caractère, style et manière d'être (Type *A*)
2. Le tempérament sensible intériorisé (Type *B*)
3. Les grandes orientations générales (Type *M*)
4. Les empreintes profondes instinctives, les automatismes (Type *D*)

Un thème final rééquilibré contient 31 Fleurs de Bach parmi les 38 au total.

VI – DES RESERVOIRS DE DONNÉES

Chaque *Unité Psychique* est semblable à un réservoir de données statiques exprimées sur une échelle de douze degrés hiérarchiques appelés *chaînes d'expression* (Fig. 9). Seul le type A est universel et peut déployer sa manifestation sur la totalité de la courbe. Les trois autres types sont normalement cantonnés à ses valeurs basses subconscientes, mais un désordre vibratoire plus ou moins grand a la plupart du temps développé une forme arbitraire d'anarchie énergétique.

Les différentes parties structurant l'organisation de la Thérapie se consacrent à l'une ou l'autre de ces douze marches dans le but de réaligner tous les paramétrages du système global de support de programmation.

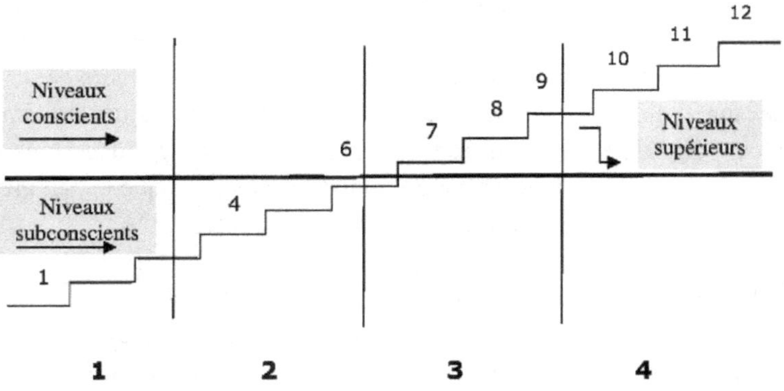

Figure 9 - Ligne de modulation des fréquences d'une Unité Psychique

VII – LES CODAGES ENERGÉTIQUES

Toutes les *Unités Psychiques* sont douées d'ubiquité et disposent d'une capacité à se combiner et se recombiner à l'intérieur de chaque type. C'est ainsi qu'elles s'expriment à partir de regroupements solidaires fixes ou variables.

a- Les associations fixes : Ce sont les ensembles autonomes de programmes de comportement dénommés *filtres.* A leur tour, les filtres sont associés entre eux en chaînes de compétences, ce qui génère un bourgeonnement d'organisations interactives sur différents plans de manifestation.

b- Les associations variables : Elles expriment des tendances réactives opportunistes d'adaptation ou d'opposition, d'adhésion ou de séparation.

VIII – LA STRATIFICATION PSYCHIQUE

Toutes ces variations de codages s'expriment sur des niveaux vibratoires allant des plus subtils aux plus massifs. C'est ainsi qu'on trouve une organisation qui s'exprime sur différentes échelles d'intensité selon la stratification concernée.

A cet égard, il est intéressant de mettre ici en évidence le parallélisme apparent entre la nature du fonctionnement psychique et la nature de la matière physique. On peut en donner comme exemple l'observation sur la théorie quantique des champs résumée par le physicien François Martin[61] qui a mené récemment une recherche dont l'objectif était de « considérer pour le psychisme une structure "proche" de la structure quantique de la matière microscopique ». Cette étude sur les correspondances entre la mécanique quantique et le psychisme, permet d'enclencher une intéressante réflexion : le temps du rêve n'est pas concerné par le temps d'horloge, la preuve c'est qu'il se déroule dans une durée totalement différente. Ce fonctionnement pourrait assimiler le caractère "ondulatoire" du psychisme individuel à l'une des caractéristiques de la théorie quantique qui démontre la simultanéité du même objet à deux endroits différents dans le même temps.

[61] Belal E. Baaquie et François Martin, « Théorie Quantique du Champ Psychique » Résumé de François Martin, Laboratoire de Physique Théorique et Hautes Énergies, universités Paris 6 et 7 (2014)

Ce qui est énoncé par ces auteurs de la manière suivante :

« Si le caractère "corpusculaire" se manifeste par la conscience localisée dans le corps d'un individu donné, le caractère "ondulatoire" du psychisme individuel se manifesterait par la non-localisation dans l'espace-temps de l'inconscient et donc par l'existence d'une fonction d'onde ou d'un champ. »

Ils poursuivent :

« ...la vision du psychisme d'un être humain donné dépendrait de l'échelle à laquelle on l'observe, de la même manière que la structure de l'électron dépend de l'échelle à laquelle on observe ce dernier. »

Cette affirmation peut se vérifier dans la théorie de la Thérapie des Clés© avec son organisation verticale et horizontale sur différents étages stratégiques. Cela octroie à la personnalité une vaste gamme de comportements soit complémentaires soit antagonistes, où seules les Unités Psychiques de type A sont le plus souvent présentes et opérationnelles donc possiblement de forme « corpusculaire ». On pourrait raisonnablement penser que les trois autres types existent la plupart du temps sous formes « d'ondes non-localisées ».

IX – LA CONSCIENCE PSYCHIQUE

Ces deux auteurs[62], en s'appuyant sur leur étude déjà citée, expriment finalement la conclusion suivante :

> *« Nous postulons que des champs quantiques peuvent être utilisés pour modéliser la "substance" dont est faite la conscience (ce "avec quoi" est constituée la conscience) ».*

La question suivante à se poser maintenant pourrait être celle-ci :

- Comment s'effectue le changement d'état entre la fonction d'onde (aspect ondulatoire) et le comportement corpusculaire qui va permettre d'accéder à la prise de conscience de ces états autrement non-localisés ?

Cette question reste posée.

[62] Belal E. Baaquie et François Martin, *idem*

X – SE COMPRENDRE ET S'APPRÉCIER

Chacun de nous a pu faire ces expériences banales car très habituelles, qui sont la manifestation de notre diversité, où l'expression de notre réalité change en fonction du contexte, de l'humeur, de l'état d'être, de la bonne ou mauvaise volonté. Nous sommes dynamiques et pleins d'entrain, joyeux et sociables, ou tout le contraire. La panoplie de nos possibilités d'être est tellement vaste, que c'est un défi d'en démêler l'écheveau. C'est ce qu'on voit se manifester sous nos yeux par l'expression toujours renouvelée du jeu des acteurs.

Ce sera toujours intéressant d'accéder à une meilleure compréhension de ces phénomènes déroutants grâce à la méthode de connaissance de soi proposée par la Thérapie des Clés© qui apporte des réponses pertinentes à cette étrange personne que je suis pour moi-même, un vaste potentiel de couleurs, de saveurs, de senteurs.

On peut définitivement affirmer que la qualité de notre existence est suspendue à notre capacité de réaliser ou non la meilleure part de cette potentialité.

***

Conclusion

Le travail sur soi proposé ici est unique dans ses aspects existentiels, personnels et sociaux. Son originalité consiste à considérer l'être vivant comme une somme de paramètres interactifs, ce qui autorise la mise en place d'une thérapie globalisante. Sa pratique entraîne une amélioration conséquente de l'hygiène de vie par la prise en compte du maximum de ces paramètres sous leurs dimensions énergétiques tant subjectives qu'objectives, abstraites ou concrètes, conscientes et subconscientes.

La relativité de l'espace et du temps

Les nombreuses années requises par le traitement de la Thérapie des Clés©, qui peuvent paraître imposantes quand on l'aborde, semblent s'évanouir comme dans un rêve quand on la termine, car le temps y joue un rôle ambigu.

Ici, la progression thérapeutique (donc l'espace de travail prédéfini) est très lente car elle concerne des données électromagnétiques dont les modifications accessibles sont infimes. Cela implique une notion individuelle « intérieure » du temps passé sensiblement différente du temps ordinaire « extérieur ».

La relativité des besoins thérapeutiques

Il a été amplement démontré qu'un nombre assez considérable de perturbations affectent la structure intime de la personnalité, ce qui ne laisse pas de s'interroger sur la nature même du psychisme humain. Qu'est-ce qui peut raisonnablement justifier tant de déviations, de détresses, de doutes et de souffrances ? Sans aller jusqu'aux débordements des psychoses, certaines de ces aberrations constituent cependant un terrain propice au développement de troubles mentaux. Troubles de la personnalité, de l'humeur, des conduites alimentaires, addictions, violences, leurs impacts massifs sur la qualité de l'existence sont avérés.

On peut réellement admettre que chacun porte en soi une charge plus ou moins conséquente de ces déviations diverses, dont le résultat inéluctable est l'implantation d'une personnalité parasitée donc faussée. Cela justifie amplement l'intérêt d'entreprendre la clarification énergétique proposée par la Thérapie des Clés©.

La relativité des besoins fondamentaux

Inquiétude, anxiété diffuse, tendances dépressives, fatigue, manque d'élan vital, besoin de plaire, manipulation, phobies, hésitations, doutes, obsessions, superstitions, inhibitions, sentiment de faiblesse, etc., sont des manifestations très répandues de l'*ego* non aligné.

Ces anomalies de comportement, banales quand elles s'expriment en mode mineur, sont cependant pourvoyeuses de mauvaises postures dans l'existence et freinent la capacité légitime de s'exprimer pleinement, ce qui génère toujours une sensation d'incomplétude. La conséquence en est un sentiment d'insécurité chronique provoqué à l'insu de la personne par une dysharmonie intérieure jamais insignifiante.

Voilà le germe vénéneux d'une perte fondamentale des repères essentiels qui devraient baliser normalement l'existence. Un manque de discernement est à la base de la croyance que ces troubles seraient par nature symptomatiques de la condition humaine, manifestations obligées dont on espère que le temps finalement en viendra à bout ; mais ces choses ne s'arrangent jamais toutes seules.

Sésame ouvre-toi

Maintenant que nous possédons le sésame qui nous permet d'entrer dans cette caverne dont on nous a dit qu'elle était très sombre et mystérieuse, nous allons nous rendre compte en fait qu'elle est remplie de trésors et que ces trésors nous appartiennent en propre.

***

Annexe
Les tests de fréquences

La Thérapie des Clés© a nécessité la mise en place d'un très grand nombre de tests et de calculs de radiesthésie pour permettre une vérification constante de la progression normale du traitement. Il n'est pas nécessaire d'en faire l'inventaire ici, car leur usage est uniquement technique. Cependant, il y a trois *fréquences-cadres* qui sont constamment communiquées aux pratiquants de la Thérapie et qui permettent de suivre l'avancement régulier de l'état d'être global autant physique que psychique.

1/ Les fréquences des sept chakras

Les chakras sont des vortex énergétiques dont les taux vibratoires sont caractéristiques de leur rôle respectif et de leur positionnement. Leurs fréquences ont une double incidence à la fois physique et psychique car ils agissent sur le corps par l'intermédiaire des glandes endocrines et des hormones. Ils permettent de définir avec précision l'état de santé global.

2/ L'Echelle de Vivacité

Elle comporte sept degrés qui définissent le niveau de l'énergie disponible et la capacité physique en remontant des états limites de fin de vie vers les performances exceptionnelles des grands sportifs.

3/ La Gamme de Tonalité

Elle définit l'état d'être par l'expression modulée de l'humeur psychique émotionnelle et mentale. Elle comporte six zones, réparties en degrés de dispositions hiérarchisées, lesquelles sont stables ou ponctuelles, allant des plus lourdes et pénibles de la dépression aux plus légères et agréables du grand bien-être durablement installé.

***

Bibliographie

1-Almas A.H. « *Introduction à l'approche Diamant* » Les Editions du Relié (1997)
2-Aun W.S. « *Psychologie Révolutionnaire* » Mouvement Gnostique International (1975)
3-Bach E. « *La Guérison par les Fleurs* » Le Courrier du Livre (1972, 1985)
4-Baaquie B.E. et Martin F. « *Théorie Quantique du Champ Psychique* » Résumé par François Martin, Laboratoire de Physique Théorique et Hautes Énergies, universités Paris 6 et 7 (2014)
5-Borch-Jacobsen M. « Les Patients de Freud. Destins » Editions Sciences Humaines (2011)
6-Bourbeau L. « *Les 5 Blessures qui empêchent d'être Soi-Même* » Editions E.T.C INC (2000)
7-Brousse M., Francqueville E., Pagani B. « *La descente dans le corps. Mémoires cellulaires, Art sacré* » Editions Quintessence, Collection Ressources et Santé (2007)
8-Chancellor M. Ph. « *Manuel des Fleurs Guérisseuses du Dr Bach* » Le Courrier du Livre (1988)
9-Charrière D. « *Les rêves et l'ombre* » Editions Albin Michel, Question de (1994)
10-Chellabi L. « *Du Rêve ou de son absence* » Cledam Editions (1995)
11-Drouot P. « *La Révolution de la Pensée Intégrale. Comment se réaliser dans le monde d'aujourd'hui* » Editions Dangles (2013)
12-Grof S. « *Psychologie Transpersonnelle. Une approche globale et spirituelle pour épanouir sa conscience* » Editions J'ai Lu, Aventure Secrète (1990)
13-Jung C.G. « *Dialectique du Moi et de l'inconscient* » Editions Gallimard (Folio essais) (1964)
14-Melman Ch. « *L'Homme sans gravité* » Editions Denoël (collection Essais Folio) (2002)
15-Miller A. « *C'est pour ton bien* » Editions Flammarion (collection Champs essais) (2015)
15-Moss R. « *Le Mandala de l'Être* » Editions Albin Michel (2008)
16-Mouravieff B. « *Gnôsis. Etude et commentaires sur la Traditions Esotérique de l'Orthodoxie Orientale* » 3 Tomes, Editions A La Baconnière (1969, 1996)
17-Mouravieff B. « *Ecrits sur Ouspensky, Gurdjieff et sur la Traditions ésotérique chrétienne* » Editions Dervy Poche (2008)
18-Nasio J.-D. « *L'inconscient, c'est la répétition !* » Editions Payot & Rivages, Collection Désir (2012)
19-Ouspensky « *Fragments d'un enseignement inconnu* » Editions Stock (1998)

20-Renard L. « *La Médecine de l'Âme du Dr Edward Bach* » Age du Verseau, Editions du Rocher (1994)
21-Satprem « *Le mental des cellules* » Editions Robert Laffont (1981)
22-Scheffer M. « *Les 38 quintessences florales du Dr Edward Bach. Vertus et conseils d'emploi selon les traits de caractères* » Editions Librairie de Médicis (1991)
23-Trois Initiés « *Le Kybalion, étude sur la Philosophie Hermétique de l'Ancienne Egypte et de l'Ancienne Grèce*», Editions Perthuis, H. Durville (1987)
24-Vaysse J. « *Vers l'éveil à soi-même. Approche de l'enseignement laissé par Gurdjieff* » Sand (1985)
25-Weeks N. « *Les découvertes médicales d'Edward Bach, médecin* » Editions l'Or du Temps (1993)

***

Rêveries pour des temps futurs radieux…

Les forts prennent soin des faibles, les jeunes des vieux, les bien-portants des malades, les riches des pauvres, dans un melting-pot joyeux et consensuel de toutes les couleurs unies pour le meilleur, sur une *Planète Paradis* vitalisée par la grâce de la coopération de tous, où chacun prend sa part pour l'offrir sans attente de retour.

Utopie des Clés

FSC
www.fsc.org
MIX
Papier | Fördert
gute Waldnutzung
FSC® C083411

Kolibri 360 GmbH
Ferdinand-Jühlke-Straße 7
99095 Erfurt, Deutschland
produktsicherheit@kolibri360.de

Druck:
CPI Druckdienstleistungen GmbH
im Auftrag der
Kolibri 360 GmbH
Ferdinand-Jühlke-Str. 7
99095 Erfurt